全国硕士研究生入学考试应试指导

考研中医综合冲刺试卷

冲刺试卷（一）

吴春虎　主编

中国健康传媒集团

中国医药科技出版社

冲刺试卷（一）

一、A 型题：1～36 小题，每小题 1.5 分；37～81 小题，每小题 2 分；共 144 分。在每小题给出的 A、B、C、D 四个选项中，请选出一项最符合题目要求的。

1. 金元时期寒凉派的立证依据是
   A. 阴常不足
   B. 阳常有余
   C. 六气皆从火化
   D. 病多脾胃郁热

2. 下列选项中，不属于"阴阳转化"的是
   A. 寒极生热，热极生寒
   B. 重阴必阳，重阳必阴
   C. 动复则静，阳极反阴
   D. 阴胜则阳病，阳胜则阴病

3. 《难经》中依据五行相生规律提出的基本治则是
   A. 先治母脏，后治子脏
   B. 母病治母，子病治子
   C. 虚则补母，实则泻子
   D. 重治母脏，轻治子脏

4. 下列关于"魄门"的启闭与五脏关系的叙述，不正确的是
   A. 依赖于肾气的推动和固摄
   B. 依赖于肝气的条达与疏泄
   C. 依赖于肺气的升提
   D. 依赖于脾气的运化

5. 与语言、声音及心脏搏动等密切相关的是
   A. 元气
   B. 宗气
   C. 卫气
   D. 中气

6. 奇经八脉中从主干分出，属肾的经脉是
   A. 任脉
   B. 督脉
   C. 冲脉
   D. 阳维脉

7. 下列属于寒邪和湿邪致病共同点的是
   A. 损伤阳气
   B. 阻遏气机
   C. 黏重浊腻
   D. 收引凝滞

8. 脾阳不振之水肿的病机是
   A. 真虚假实
   B. 真实假虚
   C. 实中夹虚
   D. 虚中夹实

9. 病人正虚邪实而又不耐攻伐时，其治疗原则是
   A. 扶助正气
   B. 祛除邪气
   C. 攻补兼施
   D. 先补后攻

10. 不属于面色青和面色黑相同主证的是
    A. 寒证、疼痛
    B. 血瘀、惊风
    C. 血瘀、疼痛
    D. 寒证、血瘀

11. 下列脉象中，脉位浮浅的是
    A. 弦脉　　　　　B. 伏脉
    C. 滑脉　　　　　D. 革脉

12. 结、代、促脉的共同点是
    A. 脉来急数
    B. 脉来时止
    C. 脉来迟缓
    D. 止有定数

13. 少气懒言，乏力自汗，面色萎黄，心悸失眠，舌淡嫩，脉细弱，此应诊为
    A. 气虚
    B. 血虚
    C. 气血两虚
    D. 气随血脱

14. 下列除哪项外，均为寒痰阻肺证的临床表现
    A. 形寒肢冷
    B. 脉浮紧
    C. 咳嗽气喘
    D. 痰稀色白

15. 脾气虚、脾阳虚、脾气下陷、脾不统血四证的共同见症是
    A. 畏寒肢冷，肢体浮肿
    B. 食少便溏，少气乏力
    C. 腹部疼痛，喜温喜按
    D. 脘腹重坠，食后益甚

16. 大出血后出现气短，心悸，冷汗淋漓，四肢厥冷，脉微欲绝，诊断为
    A. 气血两虚
    B. 气虚失血
    C. 气随血脱
    D. 气虚下陷

17. 太阳伤寒表实证的主要脉证是
    A. 发热，微恶寒，咳嗽，口渴，脉浮略数
    B. 发热，恶寒，无汗，烦躁，身痛，脉浮紧
    C. 发热，恶寒，无汗，项强，脉浮紧
    D. 发热，恶寒，无汗而喘，头痛，身痛，脉浮紧

18. 小便赤涩，灼痛，兼见面赤口渴，心烦不寐，便干，舌红脉数，最宜诊断为
    A. 心火亢盛证
    B. 膀胱湿热证
    C. 心火下移证
    D. 阴虚火旺证

19. 下列选项中，属于道地药材的是
    A. 湖北的五味子
    B. 湖南的山药
    C. 广西的茯苓
    D. 广东的砂仁

20. 滑石粉入药正确的炮制方法是
    A. 煅
    B. 煨
    C. 水飞
    D. 淬

21. 常用麝香而不用冰片治疗的疾病为
    A. 疮疡肿痛
    B. 风湿痹痛
    C. 咽喉肿痛
    D. 目赤肿痛

22. 下列药物中，可用于治疗肾不纳气之虚喘的是
    A. 檀香

B. 沉香

C. 枳壳

D. 乌药

23. 下列药物中，性味苦涩寒，归属肝、肺经的是

    A. 槐花

    B. 白茅根

    C. 侧柏叶

    D. 小蓟

24. 琥珀具有的功效是

    A. 镇惊安神，清热解毒

    B. 镇惊安神，平肝潜阳

    C. 镇惊安神，收敛固涩

    D. 镇惊安神，活血化瘀

25. 心火亢盛所致的心神不宁，应首选

    A. 磁石

    B. 龙骨

    C. 朱砂

    D. 琥珀

26. 具有祛痰止咳功效的药物是

    A. 牵牛子

    B. 芫花

    C. 商陆

    D. 甘遂

27. 长于清肺热，为治肺热咳嗽之要药的是

    A. 白薇

    B. 黄连

    C. 黄芩

    D. 贝母

28. 吴茱萸汤的功效是

    A. 温中散寒，缓急止痛

    B. 温中补虚，降逆止呕

    C. 温中补气，和里缓急

    D. 温中散寒，健脾止泻

29. 体现"逆流挽舟"法的方剂是

    A. 银翘散

    B. 麻杏甘石汤

    C. 败毒散

    D. 麻黄汤

30. 普济消毒饮与黄连解毒汤的共有药物是

    A. 玄参、连翘

    B. 柴胡、升麻

    C. 黄芩、黄连

    D. 连翘、山栀子

31. 清营汤与导赤散的共有药物是

    A. 玄参、麦冬

    B. 生地黄、竹叶

    C. 木通、甘草

    D. 金银花、连翘

32. 炙甘草汤与生脉散均具有的治疗作用是

    A. 益心气，敛心阴

    B. 补肺气，养心血

    C. 补肺气，养肺阴

    D. 温心阳，补肺气

33. 大秦艽汤的功效是

    A. 祛风清热，养血活血

    B. 疏散风热，养血活血

    C. 辛散祛风，养血活血

    D. 祛风止痛，养血活血

34. 橘皮竹茹汤组成药物中无

    A. 人参

    B. 麦冬

    C. 生姜

    D. 大枣

35. 桂枝在苓桂术甘汤中的作用是

    A. 温阳通脉

    B. 温阳化饮

    C. 解肌发表

    D. 化气利水

36. 四君子汤的功效是

    A. 益气健脾，行气化滞

    B. 益气健脾，燥湿化痰

    C. 益气健脾，行气化湿

    D. 益气补中，健脾养胃

37. 肺痈溃脓期若气虚不能托脓，可在辨证用药的基础上加入

    A. 党参

    B. 生黄芪

    C. 柴胡

    D. 升麻

38. 某患者肺痨迁延年余，咳嗽痰白质稀，声低气怯，午后潮红，面颧红赤，神疲，纳少，大便溏薄，自汗，盗汗，偶有痰中带血，面色少华，舌光，边有齿印，脉细弱。治疗宜选

    A. 百合固金汤

    B. 参苓白术散

    C. 月华丸

    D. 补天大造丸

39. 沈某某，女，16岁，昨日因饮食过饱，后即感冒，脘腹胀满疼痛，嗳腐吞酸，大便不爽，苔厚腻，脉滑。应首先选用的方剂是

    A. 小承气汤

    B. 大承气汤

    C. 大柴胡汤

    D. 保和丸

40. 患者喘促短气，气怯声低，自汗恶风，烦热口干，面部潮红，舌红苔少，脉细数。宜用何方治疗

    A. 参蛤散

    B. 金水六君煎

    C. 黑锡丹

    D. 生脉散

41. 患者，男，70岁。既往体健，1周前淋雨受凉，突发胸痛，自行缓解。刻下症见：胸闷疼痛时作，夜间痛醒，劳累加重，舌紫暗，苔薄白，脉沉。其治法是

    A. 益气养阴，活血通脉

    B. 疏肝理气，活血通络

    C. 活血化瘀，通脉止痛

    D. 温经散寒，宣通心阳

42. 患者70岁，临厕大便，努挣乏力，挣则短气汗出，便后疲乏，大便不干结，舌淡苔薄，脉弱。治宜

    A. 补肾助阳

    B. 温阳益气

    C. 益气润肠

    D. 养血润肠

43. 素有咳喘宿痰，多湿多痰，恼怒或剧烈咳嗽后突然昏厥，喉有痰声，或呕吐涎沫，呼吸气粗，舌苔白腻，脉沉滑。治疗方剂宜首选

    A. 导痰汤

    B. 顺气导痰汤

    C. 六磨汤

    D. 滚痰丸

44. 胁痛的基本治则是

A. 疏肝理气止痛

B. 清热利湿止痛

C. 祛瘀通络止痛

D. 疏肝和络止痛

45. 患者身目发黄，黄色较淡，心悸气短，肢体倦怠，乏力食少，舌淡苔薄，脉细，其治法为

A. 温中化湿，健脾和胃

B. 除湿化浊，泄热退黄

C. 清热利湿，健脾和胃

D. 健脾养血，利湿退黄

46. 患者不寐，急躁易怒，头晕目眩，头痛欲裂，大便燥结，3 日未行。治宜选用

A. 龙胆泻肝汤

B. 丹栀逍遥散

C. 增液承气汤

D. 当归龙荟丸

47. 某女，38 岁，恶风，发热，咽痛 3 日，现多个肢体关节肌肉疼痛酸楚，屈伸不利，疼痛呈游走性，舌苔薄白，脉浮缓。治宜

A. 祛风通络，散寒除湿

B. 散寒通络，祛风除湿

C. 除湿通络，祛风散寒

D. 清热通络，祛风除湿

48. 患者头痛昏蒙，神识呆滞，项背强急，四肢抽搐，胸脘满闷，呕吐痰涎，苔白腻，脉弦滑，治宜选用

A. 涤痰汤

B. 二陈汤

C. 半夏白术天麻汤

D. 导痰汤

49. 眩晕日久不愈，精神萎靡，腰酸膝软，少寐多梦，健忘，两目干涩，视力减退；或遗精、滑泄，耳鸣，齿摇；或颧红咽干，五心烦热，舌红少苔，脉细数。治疗应以下列何方为主

A. 左归丸

B. 右归丸

C. 六味地黄丸

D. 知柏地黄丸

50. 患者，男性，74 岁。前列腺增生病史10 年，1 个月来，小便不利，点滴而出，神疲乏力，畏寒肢冷，腰膝冷痛，舌淡胖，苔薄白，脉沉细，治法选用

A. 升清降浊，化气利水

B. 理气健脾，温阳利水

C. 益气通滞，化气利水

D. 温补肾阳，化气利水

51. 患者，女性，30 岁。胸腹、胁肋疼痛，时发时止，口苦，舌红，苔黄，脉弦数。治疗应选用

A. 良附丸

B. 失笑散

C. 左金丸

D. 金铃子散

52. 下列腧穴中，不具有治疗咯血作用的是

A. 孔最

B. 鱼际

C. 中府

D. 尺泽

53. 以毫针进出和行针快慢为补泻的针刺手法为

A. 徐疾补泻法

B. 龙虎交战法

C. 提插补泻法

D. 阳中隐阴法

54. 下列腧穴中，治疗痴呆宜选

    A. 太溪   B. 大钟

    C. 水泉   D. 复溜

55. 根据腧穴主治规律，手、足少阳经穴均治

    A. 眼病   B. 胆病

    C. 神志病   D. 下肢痹痛

(56~58题共用题干)

    患者，女性，67岁。咳嗽喘促3年，每遇情志刺激而诱发，发时突然呼吸短促，息粗气憋，胸闷胸痛，咽中如窒，但喉中痰鸣不著，平素常多忧思抑郁，失眠，心悸，苔薄，脉弦。

56. 其证候是

    A. 风寒壅肺证

    B. 表寒肺热证

    C. 肺气郁痹证

    D. 痰浊阻肺证

57. 治疗宜选

    A. 二陈汤合三子养亲汤加减

    B. 桑白皮汤加减

    C. 五磨饮子加减

    D. 麻黄汤合华盖散加减

58. 若有心悸、失眠者，治疗应加

    A. 苍术、厚朴

    B. 党参、白术

    C. 干姜、细辛

    D. 百合、合欢皮

(59~61题共用题干)

    患者，男性，37岁。素喜饮酒，日饮白酒100ml。1个月来，脘腹不适。刻下症见，脘腹胀闷不舒，灼热嘈杂，恶心呕吐，口干不欲饮，口苦，纳少，大便黏滞不畅，舌红苔黄腻，脉滑数。

59. 治疗首选的方剂是

    A. 越鞠丸、枳术丸

    B. 泻心汤、连朴饮

    C. 二陈汤、平胃散

    D. 保心汤、四逆散

60. 患者先前症状好转，但仍腹胀，口干口苦，渴喜热饮，气短乏力，胸闷不适，舌淡，苔黄腻，脉数。证属

    A. 湿热阻胃

    B. 脾胃气虚

    C. 肝胃不和

    D. 寒热错杂

61. 患者先前症状好转，但仍腹胀，口干口苦，渴喜热饮，气短乏力，胸闷不适，舌淡，苔黄腻，脉数。治疗方法宜

    A. 清热化湿，和胃消痞

    B. 补气健脾，升清降浊

    C. 疏肝解郁，和胃消痞

    D. 寒热并用，辛开苦降

(62~64题共用题干)

    患者，女性，30岁。近期劳累过度，于1周前出现黄疸。刻下症见：身目黄染，黄色鲜明，纳差，乏力，口干，口苦，腹部胀满，大便秘结，小便短少黄赤，夜寐欠佳，舌红苔腻微黄，脉弦滑数。

62. 其病机为

    A. 湿热熏蒸，郁阻肝胆，胆汁外溢

    B. 湿遏热伏，困阻中焦，胆汁泛溢

    C. 肝肾阴虚

D. 瘀血内结

63. 治法宜选用

A. 清热化瘀，解毒利湿

B. 滋补肝肾，清热化湿

C. 运脾化浊，清热化湿

D. 清热通腑，利湿退黄

64. 治疗宜选用

A. 茵陈五苓散

B. 麻黄连翘赤小豆汤

C. 茵陈蒿汤

D. 栀子清肝汤

(65～67题共用题干)

患者，男性，52 岁。近 1 个月出现吞咽时有梗阻感，胸膈痞满，情绪抑郁时加重，嗳气频作，口干咽燥，大便秘结，舌红，苔薄腻，脉弦滑。

65. 其证候是

A. 肝气郁结证

B. 瘀血内结证

C. 津亏热结证

D. 痰气交阻证

66. 治疗宜选

A. 沙参麦冬汤

B. 启膈散

C. 通幽汤

D. 柴胡疏肝散

67. 若患者出现饮食难下，呕吐涎沫，四肢不温，舌淡，苔白，脉细弱。此时所选的治法是

A. 补气健脾

B. 化痰健脾

C. 温补脾肾

D. 化痰降逆

(68～70题共用题干)

患者，男性，38 岁。两周以来左耳耳鸣如火车鸣响，头目胀痛，目赤心烦，入睡困难，口苦咽干。

68. 除近部选穴外，主穴还可选用的经脉是

A. 手太阳、足阳明

B. 手阳明、足阳明

C. 手少阳、足少阴

D. 手少阳、足少阳

69. 根据辨证选穴法，宜选配的穴位是

A. 行间、丘墟

B. 合谷、外关

C. 丰隆、阳陵泉

D. 肝俞、肾俞

70. 耳针治疗，应选的穴位是

A. 肾、内耳、脾、脑、肾上腺、交感

B. 肾、内耳、肝、心、皮质下、神门

C. 肾、内耳、肝、脾、皮质下、三焦

D. 肾、内耳、胆、心、内分泌、神门

(71～73题共用题干)

患者，女性，63 岁。排便不畅，便质不干，临厕努挣乏力，腹胀，舌质淡，脉弱。

71. 针灸治疗应选取的主穴是

A. 天枢、支沟、脾俞、阴陵泉、丰隆

B. 天枢、支沟、大肠俞、上巨虚、足三里

C. 天枢、支沟、关元、下脘、丰隆

D. 天枢、支沟、脾俞、三阴交、公孙

72. 针灸治疗应选取的配穴是

A. 脾俞、气海

B. 太冲、中脘

C. 关元、神阙

D. 内关、中脘

73. 主穴选支沟的意义是

A. 温补肾阳，通畅肠腑

B. 和解少阳，健脾益气通腑

C. 宣通三焦气机，通畅肠腑

D. 健脾润燥，通畅肠腑

74. 下列叙述中，符合医学伦理学研究对象的是

A. 研究人与人之间关系

B. 研究人与社会之间关系

C. 研究医学活动中的道德关系和道德现象

D. 研究道德的形成、本质及其发展规律

75. 为患者进行体格检查时医生首先应做到的是

A. 态度热情诚恳

B. 客观求实公正

C. 保守病人秘密

D. 尊重病人人格

76. 体现医患之间技术性关系的是

A. 医生主动型

B. 医患互动型

C. 患者被动型

D. 指导合作型

77. 关于患者享有平等医疗权利的表述中，错误的是

A. 公民享有生命健康权

B. 对所有患者都应一视同仁

C. 患者的需求应得到完全满足

D. 患者享有的医疗保健权在实现时是

受条件限制的

78. 患者的权利不包括

A. 经济免责权

B. 平等医疗权

C. 疾病认知权

D. 法律诉讼权

79. 手术前的道德要求不正确的是

A. 医生必须先判断手术对病人的治疗是否为最优选择

B. 必须做到知情同意

C. 必须认真做好术前各项准备工作

D. 在抢救的情况下，病人不能签字又没有家属在场时医生可以暂时不做好手术

80. 下列人体实验类型中，不需要付出道德代价的是

A. 自体实验

B. 自愿实验

C. 欺骗实验

D. 天然实验

81. 不属于医生义务的内容是

A. 承担诊治的义务

B. 解释说明的义务

C. 保密的义务

D. 医学科研的义务

二、B 型题: 82 ~ 105 小题，每小题 1.5 分，共 36 分。A、B、C、D 是其下两道小题的备选项，请从中选择一项最符合题目要求的，每个选项可以被选择一次或两次。

A. 灌注于骨节、脏腑、脑髓

B. 布散于皮肤、肌肉、孔窍

C. 渗灌于筋脉、肓膜、肌肉

D. 敷布于皮肤、脏腑、筋脉

82. 津的分布特点是

83. 液的分布特点是

   A. 脉凝泣而变色

   B. 皮槁而毛拔

   C. 筋急而爪枯

   D. 骨痛而发落

84. 根据《素问·五脏生成》对五味偏嗜的论述，多食苦，则

85. 根据《素问·五脏生成》对五味偏嗜的论述，多食辛，则

   A. 风中经络证

   B. 风邪犯肺证

   C. 风寒湿痹证

   D. 太阳中风证

86. 突起面部麻木，口眼㖞斜，微恶风寒，脉浮缓。为

87. 四肢关节游走性疼痛，局部不红肿，脉细缓。为

   A. 标本兼治　　B. 治其本

   C. 治其标　　　D. 本而标治

88. 《素问·标本病传论》中说"先病而后生中满者"，宜

89. 《素问·标本病传论》中说"先热而后生中满者"，宜

   A. 绞股蓝　　　B. 红景天

   C. 刺五加　　　D. 沙棘

90. 具有益气健脾，化痰止咳，清热解毒功效的药物是

91. 具有益气健脾，清肺止咳，活血化瘀功效的药物是

   A. 香橼

   B. 玫瑰花

   C. 香附

   D. 梅花

92. 具有疏肝解郁，燥湿化痰散结作用的药物是

93. 具有疏肝解郁，和血止痛作用的药物是

   A. 凉膈散

   B. 玉屏风散

   C. 泻白散

   D. 固冲汤

94. 方药配伍寓有"以泻代清"之意的是

95. 方药配伍寓有"以补为固"之意的是

   A. 槐花散

   B. 黄土汤

   C. 芍药汤

   D. 十灰散

96. 治疗"肠风"下血，宜选用

97. 治疗"脏毒"下血，宜选用

   A. 黄芪汤

   B. 六磨汤

   C. 增液汤

   D. 润肠丸

98. 患者大便难下，面白神疲，肢倦懒言，舌淡苔白，脉弱。宜用

99. 患者大便干结，面色无华，头晕目眩，舌淡苔白，脉细。宜用

   A. 石韦散

   B. 八正散

   C. 无比山药丸

   D. 沉香散

100. 气淋实证的主方是

101. 劳淋的主方是

    A. 胃经的合土穴

    B. 胃经的经火穴

    C. 胃经的荥水穴

    D. 胃经的输木穴

102. 解溪穴为

103. 内庭穴为

    A. 郄穴

    B. 络穴

    C. 下合穴

    D. 八脉交会穴

104. 病在腑者，应首选的治疗穴位是

105. 表里两经同病者，应首选的治疗穴位是

三、X 型题：106 ~ 165 小题，每小题 2 分，共 120 分。在每小题给出的 A、B、C、D 四个选项中，至少有两项是符合题目要求的。请选出所有符合题目要求的答案，多选或少选均不得分。

106. 温病学派做出的主要贡献是

    A. 创立三焦辨证

    B. 创立卫气营血辨证

    C. 创立六经辨证

    D. 创立脏腑辨证

107. 《内经》概括上、中、下三焦功能分别为

    A. 上焦如雾

    B. 中焦如沤

    C. 上焦如露

    D. 下焦如渎

108. 脾的生理特性有

    A. 主升

    B. 喜燥恶湿

    C. 喜润恶燥

    D. 主降

109. 胆的生理功能失常的表现是

    A. 口苦厌食

    B. 心烦失眠

    C. 胸胁苦满

    D. 呕吐吞酸

110. 卫气的生理功能有

    A. 防卫

    B. 营养

    C. 温养

    D. 调控腠理

111. 血液的营养和滋润作用，具体可表现在

    A. 面色的红润

    B. 肌肉的丰满壮实

    C. 皮肤毛发的润泽有华

    D. 感觉和运动的灵活自如

112. 肾主生殖主要体现于

    A. 化生天癸

    B. 调理冲任督带

    C. 促进生殖器官发育

    D. 促进、维持生殖功能

113. 形成亡阳病机的因素有

    A. 过用汗法，汗出过多

    B. 元气耗散，虚阳外越

    C. 邪盛正衰，正不敌邪

    D. 寒湿侵袭，损伤阳气

114. 邪郁化火的主要原因有

    A. 情志内伤，五志化火

    B. 外感六淫病邪郁滞从阳化热

    C. 阳气过盛化火

D. 体内病理性代谢产物郁而化火

115. 下列关于"正治"的叙述中，正确的有

    A. 正治又称为"从治"

    B. 逆其病证性质而治

    C. 顺从病证外在假象而治

    D. 适于疾病本质与现象相一致的病证

116. 面色青的主病有

    A. 寒证

    B. 痛证

    C. 肾虚

    D. 湿病

117. 佝偻病患儿可见

    A. 方颅

    B. 解颅

    C. 扁平胸

    D. 漏斗胸

118. 气血两虚可见到的舌象为

    A. 吐弄舌

    B. 痿软舌

    C. 淡白舌

    D. 短缩舌

119. 青紫舌形成一般见于

    A. 阴寒内盛

    B. 热毒炽盛

    C. 气机不畅、血流缓慢

    D. 血虚

120. 引起嗳气的原因有

    A. 胃气上逆

    B. 食滞胃脘

    C. 肝气犯胃

    D. 脾胃气虚

121. 下列哪些是肝血虚证与肝阴虚证的共同见症

    A. 视力减退

    B. 五心烦热

    C. 头晕目眩

    D. 两胁隐痛

122. 下列哪些是心阴虚和心血虚的共同见症

    A. 心悸

    B. 心烦

    C. 多梦

    D. 失眠

123. 下列哪些是表证的典型症状

    A. 恶寒发热

    B. 鼻塞喷嚏

    C. 恶心

    D. 呕吐

124. 命门火衰与肾虚水泛的共同特征是

    A. 肢冷

    B. 心悸

    C. 腰酸

    D. 水肿

125. 寒淫证可见的表现有

    A. 腹痛腹泻

    B. 畏寒肢冷

    C. 咳嗽气喘

    D. 鼻流清涕

126. 海螵蛸具有的功效是

    A. 固精止遗

    B. 收敛止血

    C. 制酸止痛

    D. 收湿敛疮

127. 具有沉降药性的药物是

A. 利水渗湿药

B. 息风止痉药

C. 止咳平喘药

D. 收敛止血药

128. 功能止汗的药物是

A. 党参　　　　B. 白术

C. 山药　　　　D. 黄芪

129. 大黄的适应证是

A. 便秘　　　　B. 瘀血

C. 出血　　　　D. 湿热证

130. 善驱蛔虫的药物有

A. 使君子

B. 苦楝皮

C. 南瓜子

D. 鹤草芽

131. 天麻能治疗的病证是

A. 急惊风

B. 慢惊风

C. 风动眩晕

D. 风湿痹痛

132. 苏合香的功效是

A. 开窍宁神

B. 催产

C. 辟秽止痛

D. 开窍醒神

133. 属于香橼功效的是

A. 活血止痛

B. 疏肝解郁

C. 理气和中

D. 燥湿化痰

134. 麦芽的适应证是

A. 脾胃虚弱，久泻不止

B. 哺乳期妇女消化不良胁肋及脘腹胀满

C. 食积不化，不思饮食

D. 乳汁积滞所致的乳房胀痛

135. 属于配伍禁忌的是

A. 甘草与芫花

B. 乌头与白及

C. 苦参与细辛

D. 人参与赤石脂

136. 下列哪项属于逍遥散的功用

A. 疏肝

B. 祛瘀

C. 养血

D. 温中

137. 温胆汤的臣药为

A. 竹茹

B. 茯苓

C. 枳实

D. 陈皮

138. 下列属于五苓散主治证候的是

A. 小便不利

B. 脐下动悸

C. 短气而咳

D. 水肿、泄泻

139. 桂枝汤的辨证要点包括

A. 烦躁干呕

B. 恶风

C. 汗出

D. 发热

140. 具有清热解毒作用的方剂有

A. 银翘散

B. 白头翁汤

C. 四妙勇安汤

D. 败毒散

141. 体现"火郁发之"的方剂有

A. 麻杏甘石汤

B. 清胃散

C. 普济消毒饮

D. 凉膈散

142. 主治病证中吐、利并见的是

A. 理中丸

B. 小建中汤

C. 吴茱萸汤

D. 回阳救急汤

143. 黄连解毒汤的主治病证包括

A. 热病吐血、衄血

B. 热甚发斑

C. 湿热黄疸

D. 外科痈疡

144. 猪苓汤中配用阿胶的目的是

A. 育阴清热

B. 滋阴润燥

C. 凉血止血

D. 防止渗利伤阴

145. 具有平喘功效的方剂是

A. 苏子降气汤

B. 定喘汤

C. 小青龙汤

D. 麻黄汤

146. 治疗痰湿蕴肺所致咳嗽，宜选的方剂是

A. 杏苏散合止嗽散

B. 六君子丸合杏苏二陈丸

C. 桑白皮汤合涤痰汤

D. 二陈平胃散合三子养亲汤

147. 下列病证中，可转化为肺胀的有

A. 咳嗽　　B. 喘证

C. 哮病　　D. 肺痈

148. 暴痢致脱，面色苍白，汗出肢冷，尿少，脉微欲绝者，宜急用

A. 独参汤

B. 参附汤

C. 安宫牛黄丸

D. 羚羊角汤

149. 五更泻的特点是

A. 黎明前作泻

B. 腹部作痛

C. 肠鸣即泻

D. 泻下完谷

150. 瘀血阻滞所致的内伤发热的主要特征是

A. 午后或夜间发热

B. 自觉身体局部发热

C. 口干咽燥而不欲饮

D. 身体有固定痛处

151. 诊断消渴病的主要依据是

A. "三多"症状

B. 形体消瘦明显

C. 嗜食膏粱厚味

D. 消渴病家族史

152. 下列各项中，属于内伤头痛发病病因病机的有

A. 情志不畅，火盛伤阴

B. 禀赋不足，肾精亏损

C. 思虑过度，气血亏虚

D. 饮食失节，痰湿内阻

153. 常与自汗盗汗并见的病证是
    A. 心悸　　　　B. 失眠
    C. 耳鸣　　　　D. 癃闭

154. 疟疾应与哪些病证相鉴别
    A. 外感发热
    B. 风温发热
    C. 悬饮发热
    D. 淋证发热

155. 与郁证中的梅核气相比较，虚火喉痹的特点有
    A. 多见于青中年男性
    B. 多有咽干咽痒
    C. 咽部症状与情绪有关
    D. 感受外邪易加重

156. 淋证属实者，其病机是
    A. 气机郁滞
    B. 热盛伤络
    C. 湿热下注
    D. 砂石结聚

157. 内伤咳嗽多以调理脏腑为主，具体是指
    A. 健脾
    B. 清泄肝火
    C. 养肺
    D. 宁心安神

158. 常用点刺放血法的穴位为
    A. 四缝
    B. 迎香
    C. 金津、玉液
    D. 四神聪

159. 治疗痢疾以下列何经穴为主
    A. 任脉

    B. 督脉
    C. 足阳明经
    D. 足厥阴经

160. 足阳明胃经联系的脏腑器官有
    A. 上齿　　　　B. 肝
    C. 胃　　　　　D. 脾

161. 下列经脉联络"咽"的是
    A. 足太阴经
    B. 手少阴经
    C. 手太阴经
    D. 手太阳经

162. 下列五输穴，五行不属土的是
    A. 涌泉　　　　B. 阳陵泉
    C. 支沟　　　　D. 曲池

163. 血海穴的主治有
    A. 月经不调
    B. 阳痿
    C. 经闭
    D. 遗精

164. 感冒后出现腹泻，治疗取太渊、偏历穴，其配穴法是
    A. 表里经配穴法
    B. 上下配穴法
    C. 子母补泻配穴法
    D. 主客原络配穴法

165. 针灸治疗原则主要为
    A. 补虚泻实
    B. 治病求本
    C. 清热温寒
    D. 三因制宜

全国硕士研究生入学考试应试指导

考研中医综合冲刺试卷

冲刺试卷（二）

吴春虎　主编

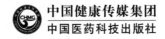

中国健康传媒集团

中国医药科技出版社

冲刺试卷 (二)

一、**A 型题：1 ～ 36 小题，每小题 1.5 分；37 ～ 81 小题，每小题 2 分；共 144 分。在每小题给出的 A、B、C、D 四个选项中，请选出一项最符合题目要求的。**

1. 下列叙述体现人与自然关系的是

    A. 尝贵后贱，可至脱营

    B. 形与神俱，不可分离

    C. 视其外应，以知其内脏

    D. 四季变动，脉与之上下

2. 《素问·阴阳应象大论》中提到："地气上而为云，天气下而为雨"，体现的气机形式是

    A. 气与形之间的转化

    B. 形与形之间的转化

    C. 气与气之间的转化

    D. 形体自身的更新转化

3. 下列哪项体现了五行中抑强扶弱的治疗原则

    A. 温肾健脾

    B. 滋水涵木

    C. 泻心清肝

    D. 疏肝健脾

4. 根据《素问·兰灵秘典论》，三焦属于

    A. 受盛之官

    B. 传导之官

    C. 决渎之官

    D. 州都之官

5. "治痰先治气"是下列哪项的具体应用

    A. 气能行津

    B. 气能生津

    C. 津能生气

    D. 气能摄津

6. "约束诸经"的经脉是

    A. 冲脉

    B. 任脉

    C. 督脉

    D. 带脉

7. 暑邪伤人，症见身热不扬，四肢困重，其原因是

    A. 暑多耗气

    B. 暑多伤津

    C. 暑多夹湿

    D. 暑性升散

8. 下列哪项不属于"火热内生"

    A. 阳气过盛化火

    B. 少火

    C. 五志化火

    D. 阴虚火旺

9. "至虚有盛候"是指

    A. 正气虚，邪气盛，外显实象

    B. 邪气盛，气血内盛，外显虚象

    C. 脏腑精气极度虚衰，气化不利，外显实象

    D. 邪气盛，阴精亏损，外显虚象

10. 最能反映半表半里证的特征性症状是

    A. 胸胁苦满

    B. 口苦咽干

    C. 寒热往来

D. 不欲饮食

11. 下列属于紧脉所主病症的是

A. 气滞   B. 疼痛

C. 血瘀   D. 惊恐

12. 下列不属于白色主证的是

A. 气虚证

B. 阳虚证

C. 实寒证

D. 内湿证

13. 下列不属于血热临床表现的是

A. 斑疹色紫黑

B. 反复出血，夹有血块

C. 经色鲜红而质黏稠

D. 月经先期量多

14. 胃脘冷痛喜按，吐清水，口淡不渴，舌淡嫩，脉沉迟无力，宜诊为

A. 寒湿困脾证

B. 脾阳虚证

C. 胃阳虚证

D. 寒滞胃脘证

15. 下列哪项对诊断肾阳虚最有意义

A. 腰膝酸软

B. 夜尿频多

C. 畏寒肢冷

D. 脉象沉弱

16. 气短，倦怠乏力，便血，舌淡，脉弱细微。应诊断为

A. 气虚证

B. 气血两虚证

C. 气不摄血证

D. 气随血脱证

17. 症见胸闷息促，肋间饱满，咳唾引痛，苔白滑，脉弦者，应诊断为

A. 痰饮   B. 悬饮

C. 溢饮   D. 支饮

18. 症见头痛如劈，面红目赤，舌红苔黄，脉弦数者，属于

A. 肝阳上亢证

B. 肝火上炎证

C. 肝阴虚证

D. 肝胆湿热证

19. 治疗外感表虚有汗，最宜选用

A. 桂枝

B. 麻黄

C. 紫苏

D. 白芷

20. 功能为杀虫止痒，祛风燥湿，温肾壮阳的药物是

A. 瓦楞子

B. 蛇床子

C. 金樱子

D. 覆盆子

21. 治疗麻风疥癣，选用

A. 五加皮

B. 蕲蛇

C. 桑枝

D. 络石藤

22. 解表宜生用，止泻宜煨用的药是

A. 防风   B. 葛根

C. 升麻   D. 苍术

23. 为"妇科之要药"的药物是

A. 柴胡

B. 川芎

C. 香附

D. 木香

24. 利水通淋药中具有利小便、实大便作用的药物是

    A. 玉米须

    B. 车前子

    C. 灯心草

    D. 海金沙

25. 既能治疗心悸失眠多梦，又能治疗痰多咳嗽和虚劳证的药物是

    A. 远志

    B. 人参

    C. 灵芝

    D. 柏子仁

26. 外用可治口疮、咽痛的泻下药是

    A. 番泻叶

    B. 芒硝

    C. 火麻仁

    D. 大黄

27. 下列选项中，既能清湿热，又能除疳热的药物是

    A. 黄连

    B. 胡黄连

    C. 地骨皮

    D. 银柴胡

28. 槐花散中配伍荆芥穗的用意是

    A. 祛风解痉

    B. 疏风止血

    C. 疏风解表

    D. 化痰止血

29. 虚人外感风寒，痰湿阻滞之证，治宜选用

    A. 小青龙汤

    B. 参苏饮

    C. 败毒散

    D. 麻黄汤

30. 泻白散的功用是

    A. 清泻肺热，平喘止咳

    B. 清热宣肺，化痰平喘

    C. 清气化痰，降气平喘

    D. 泻肺利水，平喘止咳

31. 清暑益气汤组成中无

    A. 石膏

    B. 西洋参

    C. 竹叶

    D. 知母

32. 下列除哪一项外，均属炙甘草汤治证病机的一个方面

    A. 血少

    B. 阴亏

    C. 阳弱

    D. 阳亢

33. 下列除哪一项外，均属于疏散外风的方剂

    A. 牵正散

    B. 大秦艽汤

    C. 玉真散

    D. 天麻钩藤饮

34. 厚朴温中汤的功效是

    A. 温中行气，健脾和胃

    B. 温中祛寒，消食除胀

    C. 疏肝理气，温中散寒

    D. 行气除满，温中燥湿

35. 至宝丹较安宫牛黄丸更为突出的功效是

A. 化浊开窍

B. 镇痉息风

C. 清热解毒

D. 行气止痛

36. 下列除哪一项外，均属参苓白术散的主治证候

    A. 胸脘闷胀

    B. 食少泄泻

    C. 面色萎黄

    D. 心悸失眠

37. 肺痈恢复期的病机是

    A. 痰热与瘀血壅阻肺络，肉腐血败

    B. 热壅血瘀，蕴酿成痈

    C. 风热犯表，内郁于肺

    D. 邪去正虚，阴伤气耗

38. 患者，男性，50 岁。咳喘 20 余年，现咳嗽痰少，口燥咽干，形体消瘦，腰膝酸软，颧红盗汗，舌红少苔，脉细数。其病机是

    A. 肺气虚损

    B. 肺阴虚亏

    C. 肺肾阴虚

    D. 肺肾气虚

39. 七旬老叟，腹中雷鸣切痛，胸胁逆满，呕吐，舌苔白，脉沉紧，治宜选用

    A. 乌头桂枝汤

    B. 金匮肾气丸

    C. 附子粳米汤

    D. 通脉四逆汤

40. 患者干咳，或咳少量黏痰，有时痰中带血，胸部隐痛，午后手足心热，皮肤干灼，或有盗汗，舌质红苔薄，脉细数，

其辨证为

    A. 肺阴亏损

    B. 阴虚火旺

    C. 气阴两虚

    D. 阴阳两虚

41. 患者呃声沉缓，膈间及胃脘不舒，遇寒加剧，得热则减，舌苔白润，脉沉缓，证属

    A. 胃寒呃逆

    B. 阴虚呃逆

    C. 阳虚呃逆

    D. 胃热呃逆

42. 患者大便秘结，腹胀满硬，神倦少气，口干咽燥，唇焦舌裂，苔焦黑燥裂，脉沉细。宜用

    A. 麻子仁丸

    B. 增液承气汤

    C. 调胃承气汤

    D. 新加黄龙汤

43. 患者发病前有明显的情绪紧张、恐惧、疼痛和站立过久等诱发因素，发作时眩晕昏仆，面色苍白，呼吸微弱，汗出肢冷，舌淡，脉沉细微。治法宜首选

    A. 开窍，顺气，解郁

    B. 开窍，化痰，解郁

    C. 补气，养血，活血

    D. 补气，回阳，醒神

44. 患者，男性，32 岁。平素喜食辛辣，昨日聚餐后突然呕吐鲜血，夹杂食物残渣，脘腹胀满，口干便秘，大便色黑，舌红苔黄腻，脉滑数。治疗宜选

    A. 泻心汤合清胃散

B. 泻心汤合十灰散

C. 玉女煎合清胃散

D. 玉女煎合黛蛤散

45. 患者，女，23岁。不寐多梦半年，平素急躁易怒，伴头晕耳鸣，口干苦，便秘溲赤，舌红苔黄，脉弦数。治疗方剂宜选用

A. 朱砂安神丸

B. 安神定志丸

C. 龙胆泻肝汤

D. 黄连温胆汤

46. 患者，女性，76岁。长期患病，久治不愈，刻下症见：眩晕耳鸣，目干畏光，肢体麻木，急躁易怒，舌红苔少，脉细。治疗宜选用

A. 归脾汤

B. 沙参麦冬汤

C. 补肝汤

D. 左归饮

47. 患者关节红肿，触之灼热，痛剧如刀割，筋脉拘急抽掣，入夜尤甚，壮热烦渴，舌红少津，脉弦数。宜选用

A. 白虎加桂枝汤合宣痹汤

B. 清营汤

C. 蠲痹汤

D. 五味消毒饮合犀黄丸

48. 患者高热烦躁，神昏谵语，项背强直，角弓反张，舌质红绛，苔黄少津，脉细数。治宜选用

A. 白虎汤

B. 羚角钩藤汤

C. 竹叶石膏汤

D. 凉膈散

49. 患者眩晕，头痛，兼见健忘，失眠，心悸，精神不振，耳鸣耳聋，面唇紫暗，舌暗有瘀斑，脉涩或细涩。证属

A. 肝阳上亢证

B. 气血亏虚证

C. 痰湿中阻证

D. 瘀血阻窍证

50. 一水肿患者，症见全身高度浮肿，气喘，心悸，腹水，小便不利，脉沉而有力。治疗宜选用

A. 葶苈大枣泻肺汤

B. 香附旋覆花汤

C. 舟车丸

D. 十枣汤

51. 小便量极少而短赤灼热，小腹胀满，口苦口黏，舌质红，苔黄腻，脉数。治法宜首选

A. 清泄肺热，通利水道

B. 行瘀散结，通利水道

C. 清利湿热，通利小便

D. 升清降浊，化气行水

52. 不属于足少阴肾经腧穴主治的是

A. 前阴病

B. 咽喉病

C. 后阴病

D. 足跟病

53. 出针时，迅速按针孔为补法，出针时摇大针孔而不按为泻法的是

A. 开阖补泻法

B. 捻转补泻法

C. 迎随补泻法

D. 平补平泻法

54. 治疗中暑宜选
   A. 太溪
   B. 大钟
   C. 水泉
   D. 涌泉

55. 巅顶痛应辨为
   A. 阳明头痛
   B. 太阳头痛
   C. 少阳头痛
   D. 厥阴头痛

(56~58题共用题干)

患者，女性，48岁。患者近日来咳嗽频发，未给予特殊治疗。现症见干咳少痰质黏，常感痰滞咽喉而咳之难出，胸胁胀痛，症状可随情绪波动而增减，咽干口苦，舌红，苔薄黄，脉弦数。

56. 其辨证是
   A. 肺阴亏虚
   B. 风燥伤肺
   C. 风热犯肺
   D. 肝火犯肺

57. 治宜首选
   A. 清金化痰汤加减
   B. 黛蛤散合泻白散加减
   C. 沙参麦冬汤加减
   D. 二陈平胃散合三子养亲汤加减

58. 若患者出现肝气郁滞，胸闷气逆，其治法是
   A. 利气降逆
   B. 理气和络
   C. 清热豁痰

D. 生津敛肺

(59~61题共用题干)

患者，男性，30岁。乙肝病毒肝炎病史2年，逐渐出现虹膜黄染，皮肤变黄，伴口淡不渴，头身困重，脘腹胀满，大便溏，舌淡苔腻，脉沉迟。

59. 辨证为
   A. 阳黄之热重于湿
   B. 阳黄之湿重于热
   C. 阴黄之寒湿阻遏
   D. 阴黄之瘀血阻滞

60. 治宜选用
   A. 茵陈术附汤
   B. 茵陈蒿汤
   C. 鳖甲煎丸
   D. 茵陈四苓散

61. 患者经上述治疗后黄染逐渐消退，仍见脘腹痞闷，肢倦乏力，胁肋隐痛，不欲饮食，舌苔薄白，脉弦。宜选用
   A. 一贯煎
   B. 归芍六君子汤
   C. 逍遥散
   D. 黄芪益气汤

(62~64题共用题干)

患者，男性，23岁。发热七天，初起体温38℃左右，逐渐升高至39.8℃，寒战，壮热不退，咳嗽气急，左侧胸部剧痛，咳吐大量黄绿色痰，自觉喉间有腥味，口干咽燥，舌红苔黄腻，脉洪数。

62. 其诊断为
   A. 肺痈初期
   B. 肺痈成痈期

C. 肺痈溃脓期

D. 肺痈恢复期

63. 其治法为

    A. 疏风清热，清肺化痰

    B. 排脓解毒

    C. 清肺解毒，化瘀消痈

    D. 清养补肺

64. 经治疗后，身热渐退，痰量减少，纳食增加，但见自汗气短，舌红苔薄白，脉细。此时最适合的方剂为

    A. 沙参麦冬汤

    B. 千金苇茎汤

    C. 沙参清肺汤

    D. 加味桔梗汤

(65~67题共用题干)

患者，女性，36岁。患者平素工作压力大，2年前开始出现腹痛。半年前至当地医院检查发现腹中包块。现症见腹部包块明显，质地较硬，固定不移，刺痛，形体消瘦，纳谷减少，面色晦暗黧黑，经闭不行，舌质紫暗，脉细涩。

65. 应诊断为

    A. 食滞痰阻之聚证

    B. 肝气郁滞之聚证

    C. 瘀血内结之积证

    D. 气滞血阻之积证

66. 其治法是

    A. 理气活血，消积散瘀

    B. 祛瘀软坚，兼调脾胃

    C. 补益气血，化瘀消积

    D. 理气化痰，导滞通腑

67. 若患者包块疼痛加重，宜选用的中药是

    A. 五灵脂、延胡索、佛手

    B. 白芥子、半夏、苍术

    C. 生地、玄参、枸杞

    D. 丹皮、白茅根、茜草

(68~70题共用题干)

患者，男性，59岁。高血压病史10年。昨日中午突发头晕目眩，言语不利，左侧肢体软弱无力，口黏痰多，腹胀便秘，舌红，苔黄腻，脉弦滑。

68. 针灸治疗应首选

    A. 任脉、手少阴及足阳明经穴

    B. 督脉、手太阳及足太阴经穴

    C. 督脉、手厥阴及足太阴经穴

    D. 任脉、手厥阴及足少阳经穴

69. 针灸治疗的配穴是

    A. 太冲、太溪、足临泣

    B. 曲池、内庭、丰隆

    C. 丰隆、合谷、阴陵泉

    D. 气海、血海、足三里

70. 上述配穴的作用是

    A. 平肝潜阳，疏通经络

    B. 益气活血，疏通经络

    C. 祛风化痰，疏通经络

    D. 清化热痰，疏通经络

(71~73题共用题干)

患者，男性，67岁。头枕部疼痛，下连于项，肩背不适，舌质淡红，苔薄白，脉弦。

71. 其辨证是

    A. 太阳头痛

    B. 阳明头痛

    C. 少阳头痛

D. 厥阴头痛

72. 应选择的主穴是

A. 率谷、阿是穴、风池、外关、足临泣、太冲

B. 攒竹、四白、下关、地仓、合谷、太冲、内庭

C. 天柱、后顶、阿是穴、后溪、申脉

D. 大肠俞、阿是穴、委中

73. 若头痛迁延日久，痛处固定不移，痛如锥刺，舌暗，脉细涩，应选择的配穴是

A. 印堂、内庭

B. 风门、列缺

C. 血海、膈俞

D. 头维、阴陵泉

74. 在医学伦理学的研究内容中不包括

A. 伦理学的产生、发展及其规律

B. 医学伦理学的基本原则、规范

C. 医学伦理学的基本理论

D. 医学道德的教育、评价和修养

75. 患者家属加入医患关系中带来的负面效应是

A. 加重了医务人员的责任

B. 增加了对医务人员的监督

C. 有时会损害患者正当权益

D. 出现了从属关系

76. 构成医患信托关系的根本前提是

A. 病人求医行为中包含对医师的信任

B. 病人在医患交往中处于被动地位

C. 医师是"仁者"

D. 现代医学服务是完全可以信赖的

77. 患者的知情同意权主要体现在

A. 了解医生的技术水平

B. 了解自己健康的状况

C. 了解医生的主要诊治手段

D. 了解医院的各项规章制度

78. 下列不属于公益论原则的是

A. 人人享有最基本的医疗权利

B. 当发生个体利益与群体利益矛盾时，以群体利益为重

C. 当发生局部利益与整体利益矛盾时，以整体利益为重

D. 当发生眼前利益与长远利益矛盾时，以长远利益为重

79. 尊重患者知情同意权，正确的做法是

A. 婴幼患儿可以由监护人决定其诊疗方案

B. 家属无承诺，即使患者本人知情同意也不得给予手术

C. 对特殊急诊患者的抢救都同样对待

D. 无须做到患者完全知情

80. 下列临床科研成果应用的道德要求中不包括

A. 不谋私利，以人民利益为重

B. 立志献身医学科研工作

C. 科研成果应用为社会负责

D. 科研成果应用增加经济效益

81. 下列符合药物治疗中道德要求的是

A. 对症下药，合理配伍

B. 联合用药，尽量周全

C. 知情同意，免担风险

D. 灵活用药，观察疗效

二、B 型题：82～105 小题，每小题 1.5 分，共 36 分。A、B、C、D 是其下两道小题的备选项，请从中选择一项最

符合题目要求的，每个选项可以被选
择一次或两次。

A. 生气

B. 纳气

C. 主气

D. 载气

82. 属于肾的生理功能的是

83. 属于肺的生理功能的是

A. 湿邪

B. 火邪

C. 暑邪

D. 寒邪

84. 易侵犯头面部的邪气是

85. 易侵犯人体下部的邪气是

A. 裂纹舌

B. 齿痕舌

C. 点刺舌

D. 胖大舌

86. 脏腑热极与血分热盛均可见的表现是

87. 热盛津亏与血虚不润均可见的表现是

A. 微恶风寒

B. 低热

C. 头胀身重

D. 小便不利

88. 上焦病证的临床表现，多见

89. 下焦病证的临床表现，多见

A. 清热解毒，凉血止血，利湿退黄

B. 清热解毒，息风止痉，清肝明目

C. 清热解毒，消肿止痛，凉肝定惊

D. 清热解毒，消痈散结，通经下乳

90. 重楼的功效为

91. 漏芦的功效为

A. 血热出血，肝热目赤

B. 血热出血，痈肿疮毒

C. 血热出血，皮肤瘙痒

D. 血热出血，疥癣

92. 地榆可用于

93. 槐花可用于

A. 载药上行

B. 祛痰利咽

C. 开上通下

D. 宣肺利气

94. 清瘟败毒饮中配伍桔梗意在

95. 天王补心丹中配伍桔梗意在

A. 温胃暖肝

B. 疏肝下气

C. 散寒止痛

D. 温脾暖肾

96. 温经汤中配伍吴茱萸的主要用意是

97. 四神丸中配伍吴茱萸的主要用意是

A. 风热

B. 风燥

C. 肺阴虚

D. 肺肾阴虚

98. 干咳少痰，痰中带血，发热，微恶风寒，证属

99. 干咳少痰，痰中带血，低热，盗汗，证属

A. 小便点滴短少

B. 小便混浊如米泔水

C. 小便时尿道刺痛有血

D. 小便点滴不通

100. 尿浊的主症为

101. 血淋的主症为

A. 大敦

B. 行间

C. 太冲

D. 中封

102. 肝经五输穴中的荥穴为

103. 肝经五输穴中的经穴为

A. 关元

B. 中极

C. 石门

D. 气海

104. 膀胱的募穴为

105. 小肠的募穴为

三、X 型题：106～165 小题，每小题 2 分，共 120 分。在每小题给出的 A、B、C、D 四个选项中，至少有两项是符合题目要求的。请选出所有符合题目要求的答案，多选或少选均不得分。

106. 中医学理论体系的哲学基础是

A. 气一元论

B. 阴阳学说

C. 五行学说

D. 精气神学说

107. 下列选项中，脾升举无力的表现为

A. 恶心呕吐

B. 腹部坠胀

C. 久泻脱肛

D. 皮下出血

108. 奇恒之腑的特点是

A. 形态中满

B. 形态中空

C. 传化水谷

D. 贮藏精气

109. 肺与肾的关系体现在

A. 呼吸运动

B. 血液运行

C. 水液代谢

D. 气的生成

110. 气对尿与汗的调控作用，主要表现为

A. 温煦功能

B. 气化功能

C. 防御功能

D. 固摄功能

111. 十二别络的功能为

A. 主持全身关节活动

B. 濡养全身气血

C. 加强人体前后的联系

D. 加强十二经脉中表里两经在体表的联系

112. 下列选项中，足阳明胃经经过的部位有

A. 下齿

B. 气街

C. 腘窝

D. 足大趾端

113. 与"寒从中生"关系最密切的是

A. 脾

B. 肾

C. 肺

D. 肝

114. 阴偏胜的临床表现特点是

A. 寒

B. 静

C. 湿

D. 动

115. 下列哪些属于针对阴偏衰的治法

   A. 阴中求阳

   B. 阳中求阴

   C. 阳病治阴

   D. 滋阴

116. 导致低热的原因有

   A. 气虚

   B. 饮停

   C. 气郁

   D. 阴虚

117. 热盛伤津的舌象可表现为

   A. 短缩舌

   B. 强硬舌

   C. 苔焦黄而燥

   D. 苔灰黑而干

118. 润燥苔的临床意义主要是反映体内

   A. 津液盈亏

   B. 津液输布情况

   C. 邪正的盛衰

   D. 病邪的性质

119. 气血两虚证可见

   A. 胖大舌

   B. 瘦薄舌

   C. 舌嫩色淡白

   D. 芒刺舌

120. 头汗出可见于

   A. 上焦邪热

   B. 中焦湿热

   C. 外感风热

   D. 虚阳上越

121. 心脾两虚证可见的表现有

   A. 月经量多

   B. 心悸怔忡

   C. 面色萎黄

   D. 腹胀便溏

122. 下列哪些是风热犯肺证的临床表现

   A. 咳嗽痰稠色黄

   B. 发热微恶风寒

   C. 苔薄黄脉浮数

   D. 气喘息粗

123. 八纲辨证中，临床常见的相兼证候有

   A. 表虚热证

   B. 表实寒证

   C. 里虚寒证

   D. 表实热证

124. 肝火上炎证与肝阳上亢证的相同症状有

   A. 眩晕头痛

   B. 急躁易怒

   C. 失眠多梦

   D. 口咽干燥

125. 以下不属外燥证范围的有

   A. 燥邪犯表证

   B. 燥邪犯肺证

   C. 津亏肠燥证

   D. 血虚风燥证

126. 具有补脾益肾固精作用的药物是

   A. 山茱萸

   B. 莲子

   C. 芡实

   D. 金樱子

127. 具有平肝潜阳功效的药物是

   A. 赭石

   B. 磁石

C. 龙骨

D. 牡蛎

128. 功能补肺的药物是

A. 冬虫夏草

B. 鹿茸

C. 蛤蚧

D. 核桃仁

129. 牵牛子可用于

A. 虫积腹痛

B. 痰饮积聚

C. 水肿胀满

D. 气逆喘咳

130. 长于驱杀绦虫的药物有

A. 南瓜子

B. 雷丸

C. 槟榔

D. 木香

131. 石决明、珍珠母功效的共同点有

A. 息风止痉

B. 平肝潜阳

C. 清肝明目

D. 安神定惊

132. 神志昏迷热闭证宜选用的药物是

A. 牛黄

B. 冰片

C. 石菖蒲

D. 麝香

133. 下列药物中具有疏肝作用的是

A. 香附

B. 川楝子

C. 青皮

D. 柴胡

134. 独活可用治

A. 小儿惊风

B. 风寒表证挟湿

C. 头痛

D. 风寒湿痹

135. 下列七情配伍关系中，可以用于临床的是

A. 相须

B. 相使

C. 相杀

D. 相畏

136. 下列方剂中，组成药物不含干姜的是

A. 温脾汤

B. 四逆散

C. 理中丸

D. 健脾丸

137. 温胆汤与清气化痰丸共有的药物是

A. 枳实

B. 半夏

C. 陈皮

D. 甘草

138. 组成中有桑叶的方剂有

A. 羚角钩藤汤

B. 天麻钩藤饮

C. 清燥救肺汤

D. 补肺阿胶汤

139. 柴葛解肌汤的组成中有

A. 黄芩

B. 羌活

C. 麻黄

D. 细辛

140. 犀角地黄汤与青蒿鳖甲汤共有的药

物是

A. 生地

B. 芍药

C. 知母

D. 丹皮

141. 导赤散与龙胆泻肝汤共有的药物是

A. 生地

B. 黄芩

C. 竹叶

D. 木通

142. 当归四逆汤的功效包括

A. 温经散寒

B. 益气温经

C. 养血通脉

D. 和胃缓急

143. 清热剂适用于

A. 阳明经热盛证

B. 热入营血证

C. 气阴虚内热证

D. 阳明腑实证

144. 甘露消毒丹主治症的主要临床表现是

A. 发热倦怠

B. 胸闷腹胀

C. 身黄颐肿

D. 吐泄淋浊

145. 乳香与没药同用的方剂是

A. 活络效灵丹

B. 七厘散

C. 仙方活命饮

D. 犀黄丸

146. 体虚感冒的治法是

A. 润燥解表

B. 滋阴解表

C. 益气解表

D. 助阳解表

147. 肺胀出现正气欲脱时应

A. 开窍、息风、止血

B. 祛邪宣肺，降气化痰

C. 补阴回阳

D. 扶正固脱

148. 痢疾的发病特点是

A. 具有传染性

B. 多发生于夏秋季节

C. 腹痛，里急后重

D. 痢下赤白脓胨

149. 湿热泄泻的临床特点有

A. 泻下急迫

B. 里急后重

C. 大便黄褐而臭

D. 肛门灼热

150. 内伤发热属瘀血内结的临床特点是

A. 肢体常有固定痛处或肿块

B. 肌肤甲错

C. 口干咽燥多饮

D. 舌质紫暗或有瘀斑

151. 对消渴病的预防调摄，应着重注意

A. 忌糖

B. 忌盐

C. 戒烟酒

D. 保持情志平和

152. 内伤头痛之病机多与哪三脏的功能失调有关

A. 肾   B. 肝

C. 脾   D. 心

153. 症见发热，微恶风，咽痛，流黄浊涕，舌边尖红，脉浮数。治疗可选

    A. 银翘散

    B. 桑杏汤

    C. 杏苏散

    D. 葱豉桔梗汤

154. 治疗正疟可选方

    A. 柴胡截疟饮

    B. 截疟七宝饮

    C. 不换金正气散

    D. 白虎加桂枝汤

155. 郁病实证常见的证候是

    A. 肝气郁结

    B. 气郁化火

    C. 痰迷心窍

    D. 痰气郁结

156. 癃闭水蓄膀胱急症，当急通小便，可用的治疗措施有

    A. 取嚏   B. 探吐

    C. 药浴   D. 针刺

157. 下列症状中属于痰湿蕴肺型咳嗽主症的是

    A. 咳嗽痰多

    B. 痰黏色黄

    C. 胸脘痞闷

    D. 唇鼻干燥

158. 治疗感冒的主穴为

    A. 列缺

    B. 大椎

    C. 风池

    D. 太阳

159. 腰部正中扭伤的远端取穴可以取

    A. 合谷   B. 人中

    C. 水沟   D. 后溪

160. 下列腧穴中，距腕横纹 5 寸的为

    A. 支沟   B. 支正

    C. 温溜   D. 郄门

161. 下列选项中，属于郄穴的有

    A. 地机   B. 孔最

    C. 外丘   D. 间使

162. 太溪穴的主治有

    A. 咽喉肿痛

    B. 耳鸣

    C. 便秘

    D. 痛经

163. 治疗妇科病的常用腧穴有

    A. 次髎

    B. 肾俞

    C. 胃俞

    D. 志室

164. 肝气犯胃型胃痛取太冲所依据的取穴原则是

    A. 循经选穴

    B. 远部选穴

    C. 辨证选穴

    D. 表里选穴

165. 针灸治疗寒凝血滞的经闭，可用

    A. 毫针泻法

    B. 毫针补法

    C. 艾灸法

    D. 针刺放血法

全国硕士研究生入学考试应试指导

考研中医综合冲刺试卷

冲刺试卷（三）

吴春虎　主编

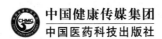
中国健康传媒集团

中国医药科技出版社

冲刺试卷（三）

一、A 型题：1～36 小题，每小题 1.5 分；37～81 小题，每小题 2 分；共 144 分。在每小题给出的 A、B、C、D 四个选项中，请选出一项最符合题目要求的。

1. 确立辨证论治理论体系的著作是
   A. 《黄帝内经》
   B. 《伤寒杂病论》
   C. 《神农本草经》
   D. 《难经》

2. 脾为气血生化之源的生理基础是
   A. 脾为后天之本
   B. 人以水谷为本
   C. 脾主升清
   D. 脾主运化水谷精微

3. 气化的表现形式是
   A. 新陈代谢
   B. 脏腑功能的激发与维系
   C. 精气血津液的运行布散
   D. 气的升降出入运动

4. 肝主疏泄的生理功能中，最基本的是
   A. 调畅情志
   B. 促进消化
   C. 调畅气机
   D. 疏通经络

5. 在津液代谢中起主要作用的是
   A. 肾之蒸腾气化
   B. 肺之通调水道
   C. 脾之运化水
   D. 小肠之分清泌浊

6. 《灵枢·经脉》中"气不足，则身以前皆寒栗"描述的是何经经脉病候
   A. 手少阴心经
   B. 任脉
   C. 冲脉
   D. 足阳明胃经

7. 下列对燥邪的叙述不正确的是
   A. 凡致病具有干燥、收敛等特性的外邪称为燥邪
   B. 燥邪伤人，多从口鼻而入，首犯肺卫，肺卫失宣，发为外燥病证
   C. 燥为秋季的主气，兼邪不同可分温燥、凉燥。温燥发于初秋尚有夏末之余热，由燥与热合所致，凉燥发于深秋近寒冬，由燥与寒合所致
   D. 燥邪起病隐缓，病程迁延，反复发作，缠绵难愈

8. 肾的主要生理功能是
   A. 主气
   B. 纳气
   C. 调气
   D. 载气

9. 下列不属于"以补开塞"的是
   A. 脾虚腹胀
   B. 气虚便秘
   C. 气郁胀满
   D. 血枯经闭

10. 戴阳的面色应为
    A. 满面通红

B. 两颧潮红

C. 两颧泛红如妆

D. 面色青紫

11. 沉而细软，应指无力是

A. 濡脉

B. 微脉

C. 细脉

D. 弱脉

12. 下列选项中，不属于燥苔主病的是

A. 热邪炽盛

B. 津液耗伤

C. 水湿内蕴

D. 气不化津

13. 下列各项中，不符合气逆证表现的是

A. 咳嗽、气喘

B. 嗳气、呃逆

C. 胸闷、胸痛

D. 头晕、头胀

14. 两眦赤痛多属于

A. 肺火炽盛

B. 心火上炎

C. 肝火上炎

D. 脾胃积热

15. 患者，男性，78 岁。咳喘多年，胸闷气短，呼多吸少，动则加剧，舌淡苔薄白，脉弱。其诊断是

A. 心肺气虚证

B. 心肾阳虚证

C. 肺气亏虚证

D. 肺肾气虚证

16. 寒滞肝脉型腹痛的特点是

A. 大腹隐痛，喜温喜按

B. 少腹冷痛，牵引阴部

C. 小腹胀痛，小便不利

D. 小腹刺痛，随月经周期变化

17. 下列选项不属于风淫证表现的是

A. 咽痒咳嗽

B. 皮肤瘙痒

C. 口眼歪斜

D. 头晕欲仆

18. 虚寒性呕吐的特点是

A. 吐势较猛，吐物酸苦

B. 吐势徐缓，吐物清稀

C. 口干欲饮，饮入即吐

D. 吐物酸腐

19. 风热上攻所致的头痛、目赤、咽喉肿痛宜选用

A. 薄荷

B. 菊花

C. 牛蒡子

D. 蝉蜕

20. 内服具有清肺化痰之功，外用又具有清热解毒之力的药物是

A. 朱砂

B. 石膏

C. 硼砂

D. 樟脑

21. 既能祛风通络，又能治经闭、乳房胀痛、乳汁不下的药是

A. 丝瓜络

B. 臭梧桐

C. 络石藤

D. 路路通

22. 既能活血行气，又能解郁清心的药物是

A. 姜黄

B. 郁金

C. 川芎

D. 莪术

23. 枳实具有的功效是

    A. 行气开胸，宽中除胀

    B. 破气消积，化痰除痞

    C. 行气止痛，健脾消食

    D. 疏肝破气，消积化滞

24. 清热利湿宜生用，健脾止泻宜炒用的药物是

    A. 茯苓

    B. 薏苡仁

    C. 白扁豆

    D. 白术

25. 既能养心安神，又能收敛止汗的药物是

    A. 远志

    B. 柏子仁

    C. 首乌藤

    D. 酸枣仁

26. 归肝、大肠经的药物是

    A. 番泻叶

    B. 火麻仁

    C. 芦荟

    D. 芒硝

27. 下列不属于硫黄主治病证的是

    A. 疥癣秃疮

    B. 虚喘冷哮

    C. 虫积腹痛

    D. 虚寒便秘

28. 桃核承气汤中大黄的作用是

A. 清热解毒

B. 泻火通便

C. 凉血止血

D. 逐瘀泄热

29. 《杨氏家藏方》的萆薢分清饮有而《医学心悟》的萆薢分清饮不具有的药物是

    A. 乌药、益智仁

    B. 白术、石菖蒲

    C. 茯苓、车前子

    D. 肉桂、小茴香

30. 体现"入营犹可透热转气"理论的方剂是

    A. 仙方活命饮

    B. 清营汤

    C. 凉膈散

    D. 败毒散

31. 下列方剂中，组成药物含有黄连、知母的是

    A. 青蒿鳖甲汤

    B. 清暑益气汤

    C. 连朴饮

    D. 玉女煎

32. 生地、熟地同用的方剂是

    A. 地黄饮子

    B. 一贯煎

    C. 百合固金汤

    D. 炙甘草汤

33. 川芎茶调散组成药物中无

    A. 细辛

    B. 僵蚕

    C. 白芷

D. 荆芥

34. 组成药物中无茯苓的方剂是

A. 半夏厚朴汤

B. 枳实消痞丸

C. 厚朴温中汤

D. 苏子降气汤

35. 定喘汤与小青龙汤共有的药物是

A. 白果、苏子

B. 麻黄、半夏

C. 杏仁、款冬花

D. 桑白皮、黄芩

36. 运用四物汤治疗月经先期而至，量多色淡，四肢乏力，体倦神疲者，宜加

A. 人参、黄芪

B. 黄芩、阿胶

C. 炮姜、白术

D. 艾叶、蒲黄

37. 肺痈溃脓期，于辨证方中加入山甲片、皂角刺的意义是

A. 托里透脓

B. 扶正祛邪

C. 解毒排脓

D. 溃痈排脓

38. 患者，女性，36 岁。性情急躁易怒，近因与丈夫生气而致失眠，不思饮食，口渴喜饮，口苦目赤，小便短赤，舌红苔黄，脉象弦数。治疗选用

A. 安神定志丸

B. 柴胡疏肝散

C. 黄连温胆汤

D. 龙胆泻肝汤

39. 患者胃脘胀痛，攻撑作痛，脘痛连胁，

嗳气频繁，大便不畅，苔薄白，脉弦，治宜选用

A. 柴胡疏肝散

B. 越鞠丸

C. 化肝煎

D. 保和丸

40. 患者发热头痛，恶寒无汗，口渴面赤，胸闷不舒，脉浮数，治宜选用

A. 银翘散

B. 加味香苏散

C. 桂苓甘露饮

D. 新加香薷饮

41. 患者呃逆洪亮有力，心胸烦热，大便秘结。治宜选用

A. 凉膈散

B. 小承气汤

C. 竹叶石膏汤

D. 大柴胡汤

42. 患者热秘，燥热不甚，除便秘外，并无其他明显症状，可服何方清腑缓下，以免再秘

A. 更衣丸

B. 麻子仁丸

C. 青麟丸

D. 润肠丸

43. 患者平素头晕头痛，今晨突然昏仆，半身不遂，肢体强痉，面赤身热，气粗口臭，躁扰不宁，大小便闭，苔黄腻，脉弦滑数。诊断为

A. 厥证血厥

B. 厥证痰厥

C. 中风阳闭

D. 中风阴闭

44. 下列哪一项不是肝络失养胁痛的特点

    A. 胁肋灼热疼痛

    B. 悠悠不休

    C. 遇劳加重

    D. 舌红少苔

45. 患者突然出现目黄身黄，黄色鲜明，发热口渴，心中烦躁，恶心欲吐，小便短少而黄，大便秘结，舌苔黄腻，脉弦数。其证候是

    A. 湿热并重黄疸

    B. 热毒炽盛急黄

    C. 湿重于热黄疸

    D. 热重于湿黄疸

46. 患者胸闷，心烦不寐，泛恶嗳气，头重目眩，口苦，舌红苔黄腻，脉滑数。证属

    A. 阴虚火旺

    B. 心肾不交

    C. 肝郁化火

    D. 痰热扰心

47. 某男，48 岁，四肢关节酸楚，两膝关节灼热红肿，疼痛而强硬，屈伸不利，汗出口渴，苔黄燥，脉滑数。证属

    A. 行痹

    B. 着痹

    C. 风湿热痹

    D. 痛痹

48. 患者项背强直，发热不恶寒，汗出头痛，治宜选用

    A. 羌活胜湿汤

    B. 葛根汤

    C. 栝楼桂枝汤

    D. 防风汤

49. 患者眩晕而头重如蒙，胸闷恶心，头目胀痛，心烦而悸，口苦，舌苔黄腻，脉弦滑。治宜选用

    A. 半夏白术天麻汤

    B. 镇肝熄风汤

    C. 导痰汤

    D. 黄连温胆汤

50. 患者病痰饮，心下坚满而痛，自利，利后反快，虽利心下续坚满，口舌干燥，舌苔黄腻，脉沉弦。治疗宜选用

    A. 甘遂半夏汤

    B. 己椒苈黄丸

    C. 小陷胸汤

    D. 小半夏加茯苓汤

51. 患者男性，61 岁。平素急躁易怒，昨日与人争吵后胁腹胀满，小便点滴而下，舌苔薄白，脉弦。治宜选用

    A. 代抵当丸

    B. 逍遥散

    C. 沉香散

    D. 八正散

52. 下列腧穴具有平喘作用的为

    A. 大椎

    B. 曲池

    C. 合谷

    D. 鱼际

53. 行针的辅助手法中，弹法的作用为

    A. 行气、催气

    B. 加强针感的传导

    C. 扶助正气

D. 祛除邪气

54. 下列腧穴治疗月经过多应选
   A. 箕门
   B. 漏谷
   C. 隐白
   D. 阴陵泉

55. 下列腧穴治疗瘾疹应选
   A. 商丘
   B. 三阴交
   C. 大都
   D. 血海

(56~58题共用题干)

患者，女性，47岁。5天前右胁部疼痛，牵引肩背，时有恶心呕吐。经服中、西药后疼痛减轻。一天前疼痛加重，今晨身热恶寒，呕吐1次，特来就诊。刻下症见：右胁部疼痛剧烈，牵引肩背，偶有恶心呕吐，伴见高热，口苦且干，舌红苔黄腻，脉弦数。

56. 诊断为
   A. 胁痛
   B. 呕吐
   C. 便秘
   D. 内伤发热

57. 其辨证为
   A. 邪郁少阳
   B. 肝气郁结
   C. 肝胆湿热
   D. 肝脾不和

58. 治疗宜选用
   A. 小柴胡汤
   B. 龙胆泻肝汤

C. 滋水清肝饮
D. 丹栀逍遥散

(59~61题共用题干)

患者，女性，57岁。近3个月逐渐出现双上肢肌肉瘦削无力，双臂上举梳头费力，受风寒后症状加重，神疲乏力，少气懒言，不欲饮食，小便可，大便溏，舌淡苔薄白，脉弱。

59. 其诊断是
   A. 痹证之寒湿痹阻证
   B. 痹证之肝肾亏虚证
   C. 痿证之肝肾亏虚证
   D. 痿证之脾胃虚弱证

60. 其治法是
   A. 祛风散寒，除湿通络
   B. 补中益气，健脾升清
   C. 培补肝肾，舒筋止痛
   D. 补益肝肾，滋阴清热

61. 治疗宜选
   A. 薏苡仁汤加减
   B. 右归丸加减
   C. 补中益气汤加减
   D. 虎潜丸加减

(62~64题共用题干)

患者，男性，56岁。近日感觉口渴，每日饮水可达数升，身体逐渐消瘦，多食易饥，神疲乏力，大便溏，舌淡红，苔少而干，脉细。

62. 诊断为
   A. 上消肺热津伤
   B. 中消胃热炽盛
   C. 下消肾阴亏虚

D. 中消气阴两虚

63. 治法是

　　A. 清热润肺，生津止渴

　　B. 清胃泄热，养阴止渴

　　C. 益气健脾，生津止渴

　　D. 滋阴固肾，生津止渴

64. 本病治疗不及时，可出现的变证是

　　A. 脱疽

　　B. 鼓胀

　　C. 呕血

　　D. 瘿病

（65～67 题共用题干）

　　患者，男性，42 岁。胃脘灼痛 1 个月，痛连两胁，痛势急迫，急躁易怒，夜寐不安，嘈杂吞酸，口干口苦，大便秘结，舌红苔黄，脉弦数。

65. 其证候是

　　A. 湿热中阻证

　　B. 肝胃郁热证

　　C. 肝气犯胃证

　　D. 肝胆湿热证

66. 治疗应选用

　　A. 柴胡疏肝散加减

　　B. 清中汤加减

　　C. 左金丸加减

　　D. 化肝煎加减

67. 昨日暴怒，突然呕血十余口，血色鲜红，胃脘两胁攻撑作痛。舌红苔黄，脉弦数。治疗应选用

　　A. 清胃散

　　B. 失笑散合丹参饮

　　C. 龙胆泻肝汤

D. 泻心汤合十灰散

（68～70 题共用题干）

　　患者，女，30 岁。胃脘胀痛，痛连两胁，每因情志不遂而诱发，嗳气反酸，喜太息，苔薄白，脉弦。

68. 其辨证是

　　A. 胃阴不足证

　　B. 瘀血停胃证

　　C. 肝气犯胃证

　　D. 外邪犯胃证

69. 针灸治疗应选取的主穴是

　　A. 天枢、中脘、膈俞

　　B. 内关、中脘、胃俞

　　C. 内关、天枢、太冲

　　D. 足三里、中脘、内关

70. 针灸治疗应选取的配穴是

　　A. 关元、脾俞、胃俞

　　B. 膈俞、三阴交

　　C. 梁门、下脘

　　D. 期门、太冲

（71～73 题共用题干）

　　患者，男性，15 岁。右上腹绞痛，呈钻顶样疼痛，加重 2 天，痛处不能触摸，痛引肩背，恶心欲呕，不能安睡，舌淡苔白，脉弦紧。

71. 除相应的背俞穴外，应主选的经穴是

　　A. 足厥阴肝经穴

　　B. 足少阴肾经穴

　　C. 足太阴脾经穴

　　D. 足少阳胆经穴

72. 针灸治疗的主穴是

　　A. 肝俞、太冲、丘墟、中脘

B. 胆俞、日月、阳陵泉、胆囊

C. 脾俞、梁门、侠溪、公孙

D. 胃俞、内庭、阴陵泉、三阴交

73. 针对病因，宜配用的腧穴是

    A. 内关、足三里

    B. 太冲、丘墟

    C. 内庭、阴陵泉

    D. 迎香、四白

74. 对"医师是仁者"最准确的理解是

    A. 仁者爱人，爱病人

    B. 医师应该精通儒学

    C. 医师应该是伦理学家

    D. 医师角色要求道德高尚

75. 医患之间的契约关系取决于

    A. 双方是陌生人

    B. 双方是熟人

    C. 双方地位有差别

    D. 双方都有独立人格

76. 尊重患者的自主权，就应该

    A. 满足患者提出的一切要求

    B. 让精神患者自主选择医疗方案

    C. 允许任何患者拒绝治疗

    D. 为患者选择医疗方案提供必要的信息

77. 某年轻女患者因患左侧乳腺癌住院行根治术。术中同时为右侧乳房一个不明显硬结也作了常规的冰冻病理切片，结果提示：右侧乳房小肿块部分癌变。此时，医生的最佳伦理选择是

    A. 依人道原则，立即行右乳大部分切除术

    B. 依救死扶伤原则，立即行右乳大部分切除术

C. 依有利原则，立即行右乳根治术

D. 依知情同意原则，立即行右乳大部分切除术

78. 在保护病人隐私时应考虑的内容中不包括

    A. 患者不愿让他人知道的变态心理，要求绝对保密

    B. 患者不愿让他人知道的个人行为，要求绝对保密

    C. 患者不愿让他人知道的家庭生活，要求绝对保密

    D. 患者不愿让他人知道的艾滋病病情，要求绝对保密

79. 心理治疗道德要求中不正确的做法是

    A. 运用心理学知识和技巧开导病人

    B. 要有同情心和帮助病人的诚意

    C. 病人有自伤或伤害他人行为时，应及时通知家属而无需让病人知情

    D. 要以稳定的心理状态影响和帮助病人

80. 某肝癌患者病情已到晚期，处于极度痛苦之中，自认为是肝硬化，寄希望于治疗，病情进展和疼痛发作时，多次要求医生给以明确说法和治疗措施。此时，医生最佳的伦理选择应该是

    A. 正确对待保密与讲真话的关系，经家属同意后告知实情，重点减轻病痛

    B. 恪守保密原则，继续隐瞒病情，直至患者病死

    C. 遵循病人自主原则，全面满足病人要求

    D. 依据知情同意原则，应该告知病人

所有信息

81. 某医院曾收治 3 例分别在院外接受过试验性肝穿刺引起急性腹膜炎的病人。术中医生在抽出脓液 5～10ml 后，即拔除穿刺针，术后未作常规处理，2 小时后呈急腹症症状。结果 2 例治愈，1 例死亡。对试验性肝穿刺的下列说法中错误的是

    A. 肝穿刺应该由有训练的医生进行，一定要避免盲目性和危险性

    B. 不论穿刺动机如何，只要造成事故，它的价值就是负价值

    C. 只要动机是好的，虽然是事故，它也有一定的正价值

    D. 医学研究的试验设计必须严密

二、B 型题：82～105 小题，每小题 1.5 分，共 36 分。A、B、C、D 是其下两道小题的备选项，请从中选择一项最符合题目要求的，每个选项可以被选择一次或两次。

    A. 经络气血偏盛

    B. 经络气血逆乱

    C. 气血运行不畅

    D. 气血衰竭

82.《素问·巨厥》中"巨阳之厥，则身肿头重，足不能行，发为眩仆"的病机是

83.《素问·诊要经终论》中"太阳之脉，其终也，戴眼反折，瘛疭，其色白，绝汗乃出"的病机是

    A. 怒则气上

    B. 悲则气消

    C. 喜则气缓

    D. 思则气结

84. 因情志变化导致头晕头痛，甚则昏厥、呕吐的理论根据是

85. 患者因情志变化而致食欲不振，脘腹胀满，大便溏泄，极有可能的病机是

    A. 风邪

    B. 寒邪

    C. 火邪

    D. 湿邪

86. 易伤阳气、阻遏气机的邪气是

87. 易伤阳气、凝滞收引的邪气是

    A. 渴喜冷饮

    B. 渴喜热饮

    C. 渴不欲饮

    D. 渴不多饮

88. 阴虚证可见

89. 温病热入营分可见

    A. 旋覆花   B. 白前

    C. 前胡   D. 紫苏子

90. 功能降气化痰，又能降逆止呕的药物是

91. 既能降气化痰，又能疏散风热的药物是

    A. 仙鹤草   B. 紫珠

    C. 血余炭   D. 棕榈炭

92. 既能收敛止血，又能凉血止血的药物是

93. 既能收敛止血，又能化瘀止血的药物是

    A. 半夏   B. 干姜

    C. 人参   D. 芍药

94. 大柴胡汤含有而小柴胡汤不含有的药物是

95. 小建中汤含有而大建中汤不含有的药物是

    A. 清热润燥

    B. 清热散结

    C. 清热排脓

D. 消瘀散结

96. 复元活血汤中配伍天花粉的主要用意是

97. 贝母瓜蒌散中配伍天花粉的主要用意是

  A. 茵陈四苓散

  B. 归芍六君子汤

  C. 鳖甲煎汤

  D. 黄芪建中汤

98. 黄疸消退后的肝脾不调证方选

99. 黄疸消退后的湿热留恋证方选

  A. 小蓟饮子

  B. 龙胆泻肝汤

  C. 知柏地黄丸

  D. 导赤散

100. 患者小便短赤带血，头晕目眩，神疲，颧红潮热，腰腿酸软，舌质红，脉细数。其治疗宜选用

101. 患者小便热赤，其血鲜红，心烦口渴，面赤口疮，夜寐不安，舌尖红，脉数。其治疗宜选用

  A. 心经的合水穴

  B. 心经的经金穴

  C. 心经的荥火穴

  D. 心经的井木穴

102. 少冲穴为

103. 少府穴为

  A. 行痹　　　　B. 痛痹

  C. 着痹　　　　D. 热痹

104. 选用阿是穴、局部经穴，配血海、膈俞治疗

105. 选用阿是穴、局部经穴，配阴陵泉、足三里治疗

三、X 型题：106～165 小题，每小题 2 分，

共 **120** 分。在每小题给出的 A、B、C、D 四个选项中，至少有两项是符合题目要求的。请选出所有符合题目要求的答案，多选或少选均不得分。

106. 下列各项中，符合中医学辨证论治的有

  A. 对症治疗

  B. 同病异治

  C. 异病同治

  D. 因病选方

107. 胆为六腑，又属奇恒之腑的根据是

  A. 胆无判断失误、作决定的作用

  B. 胆不传化饮食糟粕

  C. 胆为"中精之府"

  D. 胆附于肝，为空腔器官

108. 下列病证中，与脾不升清相关的是

  A. 腹胀腹满

  B. 头晕目眩

  C. 神疲乏力

  D. 腹胀飧泄

109. 脾与胃在功能上的关系可以概括为

  A. 纳运协调

  B. 以膜相连

  C. 燥湿相济

  D. 升降相因

110. 来源于水谷之精微的气是

  A. 元气　　　　B. 宗气

  C. 营气　　　　D. 卫气

111. 下列关于营气的叙述，正确的有

  A. 其气彪悍滑利

  B. 和调于五脏

  C. 由水谷之气和精气所化生

  D. 洒陈于六腑

112. 过度安逸可致
    A. 食少腹胀
    B. 疲倦乏力
    C. 易感外邪
    D. 精神萎靡

113. 下列属于基本病机的有
    A. 邪正盛衰
    B. 阴阳失调
    C. 精气血失常
    D. 津液代谢失常

114. 阳偏胜的主要原因有
    A. 感受温热阳邪
    B. 感受阴邪，从阳热化
    C. 情志内伤，过极化火
    D. 气滞化热

115. 下列属于扶正治则指导下确立的治法是
    A. 滋阴
    B. 益气
    C. 养血
    D. 扶阳

116. 寒证的面色可见
    A. 面青
    B. 面黑
    C. 面黄
    D. 面白

117. 小儿食指络脉色青，主
    A. 外感表证
    B. 血络闭塞
    C. 风证
    D. 痛证

118. 紫舌可见于
    A. 热极
    B. 寒极
    C. 血瘀
    D. 酒毒

119. 肝郁脾虚所导致的大便为
    A. 大便不爽
    B. 完谷不化
    C. 痢疾
    D. 溏结不调

120. 音哑的主要病机是
    A. 阴虚火旺
    B. 肺气不足
    C. 风寒袭肺
    D. 痰湿壅肺

121. 肝阳化风证的临床表现有
    A. 语言謇涩
    B. 步履不稳
    C. 眩晕欲仆
    D. 头痛易怒

122. 湿热蕴脾证与寒湿困脾证的鉴别要点是
    A. 腹胀的程度
    B. 面目发黄的色泽
    C. 大便的泻秘
    D. 舌苔的颜色

123. 以下属于真热假寒证表现的是
    A. 四肢厥冷而胸腹灼热
    B. 口干渴但渴而不欲饮
    C. 两颧红赤而浮红如妆
    D. 脉象沉迟但切之有力

124. 风寒束表、风热犯肺、燥邪犯肺三表证的鉴别要点是
    A. 咳痰性质
    B. 发热恶寒的轻重
    C. 舌苔的变化
    D. 病程的长短

125. 实热证可导致的病理变化有

A. 成痈成脓

B. 水湿潴留

C. 抽搐谵语

D. 气机不调

126. 功能补肾阳的药物有

    A. 山茱萸   B. 肉桂

    C. 吴茱萸   D. 丁香

127. 羌活可用于治疗的头痛类型为

    A. 风湿头痛

    B. 风寒头痛

    C. 肝热头痛

    D. 阳明头痛

128. 黄精的归经为

    A. 肺经   B. 脾经

    C. 心经   D. 肾经

129. 济川煎主治证的主要临床表现是

    A. 大便秘结

    B. 头目眩晕

    C. 腰膝酸软

    D. 小便清长

130. 既能杀虫，又能行气的药物是

    A. 花椒   B. 蛇床子

    C. 川楝子   D. 槟榔

131. 既能补肾阳，又能祛风除湿的药物是

    A. 补骨脂   B. 仙茅

    C. 淫羊藿   D. 肉苁蓉

132. 宜入丸散的药物有

    A. 牛黄   B. 冰片

    C. 蟾酥   D. 麝香

133. 对于肝胃气滞者，可选用的药物有

    A. 陈皮   B. 佛手

C. 香附   D. 川楝子

134. 临床上鸡内金可用于治疗的病证是

    A. 砂淋及胆结石

    B. 小儿脾虚食积之疳积

    C. 脾胃虚弱，饮食停滞，不思饮食

    D. 饮食积滞，脘腹不适

135. 不宜与川乌同用的药物有

    A. 天花粉   B. 瓜蒌

    C. 白及   D. 白蔹

136. 可以用小柴胡汤治疗的病证是

    A. 妇人热入血室

    B. 黄疸

    C. 疟疾

    D. 伤寒少阳证

137. 半夏白术天麻汤中半夏配伍天麻的作用是

    A. 化痰

    B. 降逆

    C. 息风

    D. 定惊

138. 川芎茶调散中以川芎为君的依据是

    A. 川芎辛温上扬，能上行头目

    B. 川芎是治头痛的要药

    C. 川芎能祛风活血止痛

    D. 川芎能载药上行

139. 下列属于防风通圣散主治病证的有

    A. 口苦而干

    B. 往来寒热

    C. 二便秘涩

    D. 头晕

140. 可治疗下利的方剂有

A. 葛根芩连汤

B. 芍药汤

C. 痛泻要方

D. 白虎汤

141. 可治疗牙痛的方剂有

A. 导赤散

B. 龙胆泻肝汤

C. 清胃散

D. 玉女煎

142. 暖肝煎的组成药物中含有

A. 肉桂、当归

B. 牛膝、泽泻

C. 升麻、枳壳

D. 茯苓、沉香

143. 下列各证中，可用黄连解毒汤治疗的有

A. 热伤血络，吐血衄血发斑者

B. 火毒炽盛，烦躁错语不眠者

C. 热壅肌腠，发为痈肿疔毒者

D. 阳明腑实，便秘高热谵语者

144. 五苓散与猪苓汤的共同药物是

A. 白术

B. 滑石

C. 猪苓

D. 茯苓

145. "寒热并用"的方剂是

A. 枳实消痞丸

B. 半夏厚朴汤

C. 半夏泻心汤

D. 大黄附子汤

146. 下列各项中，属于喘证实喘辨证要点的是

A. 呼吸深长有余

B. 呼出为快

C. 呼吸气粗声高

D. 呼多吸少

147. 虚喘发生的病机是

A. 肺气虚弱

B. 肝阴不足

C. 肺肾阴虚

D. 肾阳衰弱

148. 中虚脏寒腹痛的治法有

A. 温中补虚

B. 温补脾肾

C. 通络止痛

D. 缓急止痛

149. 泄泻和痢疾的共同点是

A. 多发于夏秋季节

B. 感受外邪或内伤饮食发病

C. 病变在胃肠

D. 大便次数增多，里急后重

150. 下列各项中，属于内伤发热治法的有

A. 清热泻火

B. 解郁泻热

C. 滋阴清热

D. 温补肾阳

151. 消渴病的主要临床表现有

A. 多饮   B. 多食

C. 多尿   D. 乏力

152. 内伤头痛的特征可有

A. 胀痛   B. 重痛

C. 隐痛   D. 空痛

153. 治疗汗证属于邪热郁蒸者，应选

A. 当归六黄汤

B. 龙胆泻肝汤

C. 泻白散

D. 四妙丸

154. 黄疸胆腑郁热证的症状特点为

A. 黄疸鲜明

B. 上腹右胁疼痛

C. 疼痛牵引肩背

D. 寒热往来

155. 导致癫狂的病理因素有

A. 气郁

B. 痰凝

C. 火邪

D. 血瘀

156. 瘀血阻络型胁痛的表现为

A. 痛处拒按

B. 胁肋胀痛

C. 痛有定处

D. 舌质紫暗

157. 肺阴亏耗型咳嗽的治法是

A. 滋阴

B. 清热

C. 润肺

D. 化痰

158. 下列腧穴中，位于肘横纹上的有

A. 小海

B. 血海

C. 曲泽

D. 尺泽

159. 治疗腹痛的主穴为

A. 中脘

B. 天枢

C 三阴交

D. 足三里

160. 下列叙述中与内关穴有关的为

A. 手厥阴心包经的络穴

B. 位于腕背横纹上 2 寸

C. 为八脉交会穴之一

D. 八会穴之一

161. 外关穴的主治包括

A. 热病

B. 耳鸣

C. 胁肋痛

D. 上肢痛

162. 针刺下列何穴有导致气胸危险

A. 中庭

B. 玉堂

C. 天府

D. 云门

163. 常用于治疗大肠腑病的腧穴有

A. 天枢

B. 内庭

C. 上巨虚

D. 大肠俞

164. 治疗高血压的主穴有

A. 百会

B. 二间

C. 曲池

D. 太冲

165. 治疗内伤咳嗽的主穴有

A. 列缺

B. 肺俞

C. 太渊

D. 三阴交

考研中医综合冲刺试卷

冲刺试卷（四）

吴春虎　主编

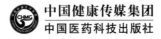

中国健康传媒集团

中国医药科技出版社

冲刺试卷（四）

一、A 型题：1～36 小题，每小题 1.5 分；37～81 小题，每小题 2 分；共 144 分。在每小题给出的 A、B、C、D 四个选项中，请选出一项最符合题目要求的。

1. 金元时期，朱震亨"相火论"的基本观点是
   A. 阳常有余，阴常不足
   B. 阴常有余，阳常不足
   C. 五志过极，皆能化火
   D. 六气郁久，皆能化火

2. 脏腑之气的功能中属阴的部分是
   A. 温煦、推动、兴奋
   B. 凉润、宁静、抑制
   C. 构成脏腑的基本物质
   D. 推动和调节人体生长、发育和生殖功能

3. 下列各项中，宜遵循五行相生规律施治的是
   A. 水不涵木
   B. 水火不济
   C. 木不疏土
   D. 木火刑金

4. 《内经》所谓"肾者，胃之关也"，主要是指
   A. 肾气的蒸化作用
   B. 肾主纳气作用
   C. 肾气的固摄作用
   D. 肾主藏精作用

5. 肝与脾在生理上的协调关系，主要表现为
   A. 气机的升降
   B. 血液的贮藏
   C. 津液的代谢
   D. 营卫的生成

6. 衄家不可发汗的理论依据是
   A. 气能生津
   B. 津能载气
   C. 精血同源
   D. 津血同源

7. 肢体冷痛，关节屈伸不利，时而或冷厥不仁，其主要机制为
   A. 寒性凝滞
   B. 风性主动
   C. 寒性收引
   D. 寒伤卫阳

8. "大实有羸状"是指
   A. 实中夹虚
   B. 虚中夹实
   C. 由虚转实
   D. 真实假虚

9. 在下列疾病治疗过程中，可体现"通因通用"治法的是
   A. 脾虚泄泻
   B. 气虚出血
   C. 食积泄泻
   D. 五更泄泻

10. 下列各项中，皆属于面色黄主病的是
    A. 肾虚水泛证，脾虚湿阻证

B. 寒湿困脾证，寒滞肝脉证

C. 肝郁脾虚证，脾虚湿阻证

D. 气血两虚证，阳气暴脱证

11. 下列各组舌象中，均可见于阴虚证的是

A. 裂纹舌、瘦薄舌

B. 裂纹舌、强硬舌

C. 点刺舌、短缩舌

D. 瘦薄舌、吐弄舌

12. 以浮、细、无力而软为特征的脉象是

A. 弱脉

B. 濡脉

C. 细脉

D. 微脉

13. 气滞证的特征是

A. 头昏眼花

B. 胀闷疼痛

C. 嗳气恶心

D. 腹部坠胀

14. 干咳，痰少而黏，不易咯出，最宜诊断为

A. 风热犯肺

B. 风寒袭肺

C. 燥邪犯肺

D. 肺热炽盛

15. 精神抑郁，表情淡漠，神识痴呆，举止失常，舌苔白腻，最宜诊断为

A. 风痰上扰证

B. 肝气郁结证

C. 痰火扰神证

D. 痰迷心窍证

16. 患者经期小腹剧痛，得温痛减，经色紫暗，舌淡紫，苔白滑，脉弦紧。辨证为

A. 气滞血瘀证

B. 气虚血瘀证

C. 寒凝血瘀证

D. 痰瘀互阻证

17. 温病气分证和血分证均可见

A. 日晡潮热

B. 斑疹隐现

C. 谵语

D. 四肢抽搐

18. 心肺气虚证与脾肺气虚证均可见

A. 咳喘痰稀，声低懒言

B. 腹胀便溏，面肢浮肿

C. 心悸胸闷，气短自汗

D. 舌红少苔，脉细弱

19. 柴胡、葛根、升麻都具有的功效是

A. 透发麻疹

B. 升举阳气

C. 生津止渴

D. 疏肝解郁

20. 既能解毒明目祛翳，又能收湿止痒敛疮的药物是

A. 硼砂

B. 瓦楞子

C. 炉甘石

D. 蜂房

21. 下列驱虫药中，性味苦寒，有毒的是

A. 苦楝皮

B. 使君子

C. 榧子

D. 鹤草芽

22. "能行血中气滞，气中血滞，故专治一身上下诸痛"的药物是

A. 延胡索　　　B. 郁金

C. 姜黄　　　　D. 莪术

C. 桂枝

D. 麻黄、白芍

23. 沉香、檀香功效的共同点是

A. 行气散寒止痛

B. 疏肝行气破滞

C. 理气燥湿化痰

D. 破气化痰除痞

24. 茯苓与猪苓均可用于

A. 暑湿之脚气浮肿

B. 心悸失眠、健忘

C. 小便不利、水肿

D. 脾胃虚弱、食少便溏

25. 既有镇惊安神之功，又有明目祛翳和润肤祛斑之功的药物是

A. 磁石　　　　B. 龙骨

C. 琥珀　　　　D. 珍珠

26. 治疗实热积滞、大便燥结者，下列尤为适宜的药物是

A. 决明子　　　B. 番泻叶

C. 虎杖　　　　D. 芒硝

27. 功能为清热燥湿，除热安胎的药物是

A. 夏枯草　　　B. 黄连

C. 黄芩　　　　D. 山栀

28. 具有疏风解表，泻热通便功用的方剂是

A. 甘露消毒丹

B. 凉膈散

C. 防风通圣散

D. 大柴胡汤

29. 小青龙汤的君药是

A. 麻黄

B. 麻黄、桂枝

30. 温病后期，邪伏阴分，而见夜热早凉，热退无汗，舌红苔少，脉细数。治宜

A. 清骨散

B. 清暑益气汤

C. 当归六黄汤

D. 青蒿鳖甲汤

31. 原方石膏煅用，寓清肺热而不伤胃气之意的方剂是

A. 清燥救肺汤

B. 桂枝茯苓丸

C. 玉女煎

D. 竹叶石膏汤

32. 炙甘草汤与生脉散的共同药物是

A. 人参、麦冬

B. 五味子、麦冬

C. 桂枝、人参

D. 炙甘草、人参

33. 桑叶、菊花同用的方剂是

A. 羚角钩藤汤

B. 桑杏汤

C. 清燥救肺汤

D. 天麻钩藤饮

34. 原方用法中特别注明"不用姜"的方剂是

A. 二陈汤

B. 苏子降气汤

C. 定喘汤

D. 半夏白术天麻汤

35. 患者尿频、尿急，溺时涩痛，淋沥不畅，尿色黄赤，甚则癃闭不通，小腹急满，口

燥咽干，舌苔黄腻，脉滑数。治宜选用

A. 龙胆泻肝汤

B. 小蓟饮子

C. 二妙散

D. 八正散

36. 左归丸与六味地黄丸的共同药物是

A. 山药、枸杞子

B. 熟地黄、龟甲

C. 山萸肉、熟地黄

D. 枸杞子、菟丝子

37. 肺痈溃脓期的最佳治法是

A. 清热解毒，凉血止血

B. 清热解毒，排脓消痈

C. 清热解毒，宣肺化痰

D. 辛凉解表，清肺化痰

38. 治疗肺痨阴阳俱虚证，应首选的方剂是

A. 月华丸

B. 金匮肾气丸

C. 三才封髓丹

D. 补天大造丸

39. 患者胃痛暴作，恶寒喜暖，口淡不渴，舌淡苔白，脉弦紧。治宜选用

A. 辛开苦降，缓急止痛

B. 温胃散寒，行气止痛

C. 健脾和胃，行气止痛

D. 理气和胃，缓急止痛

40. 患者干咳，痰少质黏，口干咽燥，盗汗，舌边少苔，脉细数。治宜选用

A. 滋阴润肺，化痰止咳

B. 清热润肺，化痰止咳

C. 宣降肺气，化痰止咳

D. 清肺泻肝，化痰止咳

41. 患者发热，恶寒较甚，身体倦怠，咳嗽咳痰无力，舌苔淡白，脉浮无力。治宜选用

A. 荆防败毒散

B. 葱豉桔梗汤

C. 参苏饮

D. 玉屏风散

42. 患者大便干，小便清长，面色㿠白，四肢不温，腹中冷痛，舌淡苔白，脉沉迟。此属

A. 气秘   B. 冷秘

C. 气虚秘   D. 阳虚秘

43. 因失血过多而发生突然昏厥，面色苍白，口唇无华，四肢震颤，自汗肢冷，目陷口张，呼吸微弱，舌质淡，脉芤或细数无力。治法宜首选

A. 补气活血   B. 回阳救逆

C. 补气回阳   D. 补养气血

44. 下列哪一项不是肝郁气滞胁痛的特点

A. 胁肋胀痛

B. 走窜不定

C. 入夜痛甚

D. 胸闷嗳气

45. 患者高热，身目深黄，腹胀便秘，烦躁，鼻衄发斑，舌绛苔黄褐干燥，脉弦数，治宜选用

A. 犀角散

B. 安宫牛黄丸

C. 茵陈蒿汤

D. 清瘟败毒饮

46. 患者，女性，30 岁，症见入寐困难 1 个月，多梦，胸闷胁胀，急躁易怒，伴头

昏头胀，口干而苦，小便短赤，舌红苔黄，脉弦数。治疗宜选用的方剂是

A. 泻心汤

B. 滋水清肝饮

C. 礞石滚痰丸

D. 龙胆泻肝汤

47. 患者腰痛如刺，痛有定处，痛处拒按，日轻夜重，轻时俯仰不便，重时不能转侧，舌质暗紫，有瘀斑，脉涩。治宜选用

A. 甘姜苓术汤

B. 肾着汤

C. 独活寄生汤

D. 身痛逐瘀汤

48. 头痛昏蒙，神识呆滞，项背强急，四肢抽搐，手足麻木，胸脘满闷，舌苔白腻，脉滑或弦滑。选用

A. 薏苡仁汤

B. 导痰汤

C. 茵陈蒿汤

D. 五苓散

49. 患者出现眩晕，动则加剧，劳累即发，面色㿠白，神疲乏力，倦怠懒言，唇甲不华，发色不泽，心悸少寐，纳少腹胀，舌淡苔薄白，脉细弱。证属

A. 肝阳上亢证

B. 气血亏虚证

C. 痰湿中阻证

D. 肾精不足证

50. 患者，女性，25岁。3年前感冒后出现双侧眼睑水肿，继而全身水肿，伴有发热咽痛。经西医治疗后水肿缓解，近3

年水肿时轻时重，此次无明显诱因出现双下肢水肿加重，按之凹陷不易恢复，小便短少，四肢倦怠，纳呆便溏，舌淡苔白腻，脉沉缓。治宜选用

A. 实脾饮

B. 胃苓汤

C. 越婢加术汤

D. 真武汤

51. 患者关格病史数年，突然出现汗多，面色苍白，手足逆冷，舌淡润，脉微。治宜选用

A. 参附汤　　　　B. 生脉散

C. 独参汤　　　　D. 补中益气汤

52. 下列符合"腧穴所在，主治所在"的是

A. 针刺丰隆治疗癫狂

B. 针刺阴谷治疗膝痛

C. 针刺通里治疗咽痛

D. 针刺鱼际治疗失语

53. 使得气者可以加强针刺感应的传导和扩散的辅助手法为

A. 循法　　　　　B. 弹法

C. 刮法　　　　　D. 摇法

54. 下列腧穴中，治疗呃逆宜选

A. 攒竹　　　　　B. 太渊

C. 神门　　　　　D. 大包

55. 治疗鼻渊肺经风热者宜配用

A. 外关、风池

B. 内庭、二间

C. 少商、尺泽

D. 太溪、行间

（56～58题共用题干）

患者，男性，56岁。慢性胃炎病史10

年余，刻下症见：脘腹痞闷，嗳气，饥不欲食，口干咽燥，舌红少苔，脉细数。

56. 辨证为

A. 湿热阻胃证

B. 气阴不足证

C. 胃阴不足证

D. 脾胃虚弱证

57. 治法为

A. 益气养阴，和中降逆

B. 养阴益胃，和胃消痞

C. 清热化湿，和胃降逆

D. 益气健脾，升清降浊

58. 治疗宜选

A. 益胃汤

B. 补中益气汤

C. 泻心汤

D. 琼玉膏

(59～61题共用题干)

患者，男性，64岁。患者平素喜好饮酒，恣食肥甘厚腻。1个月来见腹大胀满不舒，早宽暮急，面色苍黄，脘闷纳呆，神倦怯寒，小便不利，舌淡胖而紫，脉沉细无力。

59. 其辨证为

A. 气滞湿阻证

B. 阳虚水盛证

C. 寒水困脾证

D. 阴虚水停证

60. 其治法为

A. 温中健脾，行气利水

B. 疏肝理气，运脾利湿

C. 温补脾肾，化气利水

D. 滋肾柔肝，养阴利水

61. 治疗除用五苓散外，还宜选用

A. 参苓白术散

B. 温脾汤

C. 附子理中丸

D. 实脾饮

(62～64题共用题干)

患者，女性，55岁。患者1日前与邻居发生争执，生气后突然出现昏倒，不省人事，牙关紧闭，口噤不开，两手握固，肢体强痉。

62. 若兼见面赤身热，气粗口臭，躁扰不宁，舌苔黄腻，脉弦滑而数者，其治法是

A. 祛风养血，化痰通络

B. 滋阴潜阳，息风通络

C. 清肝息风，豁痰开窍

D. 豁痰息风，辛温开窍

63. 若兼见面白唇暗，静卧不烦，四肢不温，痰涎壅盛，舌苔白腻，脉沉滑者，治宜选用的方剂是

A. 苏合香丸合涤痰汤

B. 苏合香丸合温胆汤

C. 局方至宝丹合羚羊角汤

D. 安宫牛黄丸合羚羊角汤

64. 若病情进一步发展而出现目合口张，鼻鼾息微，手撒肢冷，汗多，二便失禁，舌痿，脉微欲绝者，此时的治法是

A. 清肝息风，辛凉开窍

B. 回阳救阴，益气固脱

C. 豁痰息风，辛温开窍

D. 滋阴潜阳，息风通络

(65～67题共用题干)

患者，男性，45岁。慢性肾小球肾炎病史20年。刻下见双下肢浮肿，皮肤瘀斑，腰部刺痛，舌暗，苔白，脉沉细涩。

65. 其辨证为

    A. 脾阳虚衰证

    B. 瘀水互结证

    C. 湿毒浸淫证

    D. 水湿浸渍证

66. 治宜选用

    A. 桃红四物汤合五苓散

    B. 麻黄连翘赤小豆汤合甘露消毒丹

    C. 五皮饮合胃苓汤

    D. 实脾饮合猪苓汤

67. 若患者感冒后，出现水肿加重，皮肤绷急光亮，恶风发热，咽喉肿痛，舌红苔白，脉浮数，治宜选用

    A. 疏凿饮子

    B. 越婢加术汤

    C. 防己黄芪汤

    D. 银翘散

(68～70题共用题干)

患者，女性，65岁。头晕2年。形体肥胖，常感到头晕眼花，视物旋转，头重如裹，胸闷不舒，恶心，腹胀，舌淡，苔白腻，脉滑。

68. 针灸治疗宜主取

    A. 督脉、足少阳、足厥阴经穴

    B. 督脉、足阳明、足太阳经穴

    C. 督脉、足太阳、足太阴经穴

    D. 督脉、足太阳、足少阳经穴

69. 宜选择的主穴是

    A. 百会、风池、肝俞、肾俞

    B. 百会、风池、太冲、内关

    C. 头维、中脘、丰隆、神庭

    D. 神庭、天柱、脾俞、胃俞

70. 宜选取的配穴是

    A. 关冲、神门、三阴交

    B. 行间、侠溪、太溪

    C. 中脘、丰隆、阴陵泉

    D. 膈俞、曲池、足三里

(71～73题共用题干)

患者，女性，48岁。因右肩痛月余来诊，缓慢起病，疼痛逐渐加重。刻下以肩外侧为主，酸痛明显，肩关节外展困难，劳累加重。舌淡红，苔薄白，脉沉细。

71. 该病属于哪经病

    A. 手阳明经病

    B. 手少阳经病

    C. 手太阳经病

    D. 手太阴经病

72. 治疗除肩髃、肩髎、阿是穴外，还应选取

    A. 昆仑   B. 足临泣

    C. 条口   D. 阳陵泉

73. 除主穴外，还可配用

    A. 合谷、风池

    B. 内关、膈俞

    C. 列缺、关元

    D. 足三里、气海

74. 下列各项，不属中国古代医德思想内容的是

    A. 救死扶伤、一视同仁的道德准则

    B. 仁爱救人、赤诚济世的事业准则

C. 清廉正直、不图钱财的道德品质

D. 认真负责、一丝不苟的服务态度

75. 对医患之间信托关系的正确理解是

A. 陌生人关系

B. 不同于一般陌生人关系

C. 类似于陌生人关系

D. "父子关系"

76. 某女患头痛数月，遇上呼吸道感染和月经来潮时疼痛加重，于是出于彻底检查的目的来院坚决要求作 CT 检查，被医师拒绝。医师开出脑电图检查单和请耳鼻喉科会诊单。病人大为不满。为形成正常医患关系，该医师应该

A. 维持契约关系，完全按病人要求办，开单作 CT 检查

B. 维持契约关系，坚决按医生意见办，脑电图检查后再定

C. 维持契约信托关系，说服患者先行体格检查再定

D. 维持信托关系，对不信赖者拒绝接诊

77. 某医师在为患者施行右侧乳房肿瘤摘除术时，发现左侧乳房也有肿瘤，当即进行活检，确诊为乳腺病。医师判断将来可能癌变，未征求患者意见，同时切除了左侧乳房。医师的这种做法，违背了病人权利的哪一点

A. 平等的医疗权

B. 保密权

C. 隐私权

D. 知情同意权

78. 某中年男患者因心脏病发作被送到急诊

室，症状及检查结果均明确提示心肌梗死。患者很清醒，但拒绝住院，坚持要回家。此时医生应该

A. 尊重患者自主权，自己无任何责任，同意他回家

B. 尊重患者自主权，但应尽力劝导患者住院，无效时办好相关手续

C. 尊重患者自主权，但应尽力劝导患者住院，无效时行使干涉权

D. 行使医生自主权，为治救病人，强行把患者留在医院

79. 下列各项，不符合道德要求的是

A. 尽量为患者选择安全有效的药物

B. 要严格遵守各种抗生素的用药规则，尽可能开患者要求的好药，贵重药物

C. 在医疗过程中要为患者保守秘密

D. 对婴幼患儿、老年病人的用药应该谨慎，防止肾功能损害

80. 在临床医学研究中应切实保护受试者的利益，下列除外哪一项均正确

A. 实验研究前必须经过动物实验

B. 实验研究前必须制定严密科学的计划

C. 实验研究前必须有严格的审批监督程序

D. 实验研究结束后必须做出科学报告

81. 关于人类胚胎干细胞研究的伦理原则不正确的是

A. 尊重原则

B. 知情同意原则

C. 安全和有效原则

D. 保密原则

二、B 型题：82～105 小题，每小题 1.5 分，共 36 分。A、B、C、D 是其下两道小题的备选项，请从中选择一项最符合题目要求的，每个选项可以被选择一次或两次。

A. 魄　　　　　B. 魂
C. 志　　　　　D. 意

82. 根据五神脏论，脾所藏的是

83. 根据五神脏论，肝所藏的是

A. 化寒　　　　B. 化热
C. 伤阳　　　　D. 瘙痒

84. 痰饮、瘀血停滞体内日久，其病理演变可出现

85. 痰饮为病，其病理演变一般不易出现的是

A. 狂言　　　　B. 错语
C. 郑声　　　　D. 谵语

86. 热扰心神可致

87. 心气大伤，精神散乱可致

A. 真实假虚

B. 真虚假实

C. 实中夹虚

D. 虚中夹实

88. 患者两胁胀满疼痛，食欲不振，倦怠乏力，舌暗有紫斑，苔薄白，脉弦，证属

89. 患者咳嗽喘促，胸闷气短，动则加重，痰稀色白，下肢浮肿，舌淡苔白滑，脉弱，证属

A. 温肺祛痰，利气散结

B. 化痰止咳，和胃降逆

C. 消痰行水，降气止呕

D. 燥湿化痰，祛风止痉

90. 白芥子具有的功效是

91. 白附子具有的功效是

A. 鳖甲　　　　B. 龟甲
C. 墨旱莲　　　D. 女贞子

92. 既能治疗阴虚火旺，头晕目眩，又可治疗阴虚血热之崩漏，月经过多的药物是

93. 既能治疗阴虚阳亢，头晕目眩，又可治疗血滞经闭，癥瘕，久疟疟母的药物是

A. 芒硝、桃仁

B. 枳实、厚朴

C. 芍药、桃仁

D. 大黄、桃仁

94. 大承气汤的组成药物中含有

95. 麻子仁丸的组成药物中含有

A. 脾胃亏虚，升降失职，寒热互结，气壅湿滞

B. 脾胃虚弱，运化失常，气食停滞，郁而化热

C. 湿热食积，内阻肠胃，气机壅塞，传化失司

D. 饮食过度，积滞内停，脾失升运，胃失和降

96. 枳实导滞丸主治证候的病因病机是

97. 枳实消痞丸主治证候的病因病机是

A. 风湿头痛

B. 风寒头痛

C. 肾虚头痛

D. 痰浊头痛

98. 头痛如裹，肢体困重，胸闷纳呆，大便溏薄，苔白腻，脉濡。证属

99. 头痛昏蒙，胸脘满闷，纳呆呕恶，舌苔白腻，脉弦滑。证属

A. 柴胡疏肝散

B. 丹栀逍遥散

C. 半夏厚朴汤

D. 甘麦大枣汤

100. 郁病痰气郁结证的治疗宜选用

101. 郁病心神失养证的治疗宜选用

    A. 固定标志

    B. 活动标志

    C. 指寸法

    D. 骨度法

102. 天枢穴的定位法属

103. 风市穴的定位法属

    A. 库房、章门

    B. 肾俞、天柱

    C. 志室、秩边

    D. 梁门、天枢

104. 以上腧穴中，距前正中线旁开2寸的是

105. 以上腧穴中，距后正中线旁开3寸的是

三、X型题：106～165 小题，每小题 2 分，共 120 分。在每小题给出的 A、B、C、D 四个选项中，至少有两项是符合题目要求的。请选出所有符合题目要求的答案，多选或少选均不得分。

106. 被称为"金元四大家"的医家有

    A. 张从正　　　　B. 李杲

    C. 刘完素　　　　D. 朱震亨

107. 影响大肠传导功能变化的因素是

    A. 肺的肃降

    B. 胃的降浊

    C. 肾的气化

    D. 小肠的泌别清浊

108. 下列说法中正确的是

    A. 脑为元神之府

    B. 脑为神明之府

    C. 脑主宰生命活动

    D. 脑主精神意识

109. 肝藏血功能失常的病机变化是

    A. 肝气郁结　　　B. 肝血不足

    C. 肝火上炎　　　D. 血不循经

110. 气的固摄作用减弱，可以出现

    A. 小便失禁

    B. 呕吐清水

    C. 容易感冒

    D. 四肢不温

111. 津液能够滋养濡润

    A. 官窍　　　　　B. 关节

    C. 骨髓　　　　　D. 皮毛

112. 下列"络脑"的经脉有

    A. 胆经　　　　　B. 督脉

    C. 肝经　　　　　D. 膀胱经

113. 阴偏衰的病机变化有

    A. 滋养、宁静功能减退

    B. 精、血、津液不足

    C. 阳气相对亢盛

    D. 肾阴不足占有重要作用

114. 导致"内燥"的病因有

    A. 亡血失精

    B. 久病耗液

    C. 外感燥邪

    D. 实热伤津

115. 阴阳亡失的治法有

    A. 回阳以固脱

    B. 救阴以固脱

    C. 补气

D. 阳中求阴

116. 关于白苔临床意义的叙述，正确的是

    A. 苔薄白而润，可见于外感表证初起

    B. 苔白而厚腻，多为水饮内停

    C. 苔白厚如积粉，扪之不燥，常见于食积胃肠

    D. 苔白而燥，提示燥热伤津，阴液亏损

117. 导致小儿囟门高突的原因有

    A. 温病火邪上攻

    B. 脾胃虚弱，骨骼失养，发育不良

    C. 颅内水液停聚

    D. 先天肾精不足，骨骼发育不良

118. 苔见黑褐色或如有霉斑者，名霉酱苔，常由

    A. 胃肠宿食、湿浊积久化热所致

    B. 熏蒸秽浊上泛舌面所致

    C. 血瘀气滞所致

    D. 湿热挟痰所致

119. 绛舌的形成机制主要有

    A. 虚火旺盛

    B. 血虚

    C. 热入营血，耗伤营阴

    D. 气滞

120. 情志损伤，数情交织多伤及的脏腑为

    A. 肝   B. 心

    C. 脾   D. 肺

121. 瘀阻脑络证的常见临床表现有

    A. 头痛   B. 意识模糊

    C. 面赤口渴   D. 头晕

122. 肾阴虚的主要临床表现有

    A. 腰膝酸软

    B. 骨蒸盗汗

    C. 耳鸣遗精

    D. 形体消瘦

123. 里证形成的原因有

    A. 六淫外袭   B. 情志内伤

    C. 外邪"直中"   D. 表证传里

124. 脾气虚证进一步发展，形成的证候有哪些

    A. 湿热蕴脾证

    B. 脾不统血证

    C. 脾虚气陷证

    D. 脾阳虚证

125. 以下属于反胃症状的是

    A. 朝食暮吐

    B. 暮食朝吐

    C. 饮入即吐

    D. 干呕无物

126. 具有涩肠止泻功效的药物是

    A. 金樱子

    B. 覆盆子

    C. 五倍子

    D. 五味子

127. 荆芥与防风皆不具有的功效有

    A. 止血

    B. 止痉

    C. 止咳

    D. 止呕

128. 治疗脾胃虚寒，呕吐泄泻，应选用哪些药物治疗

    A. 丁香   B. 广藿香

    C. 草菱   D. 砂仁

129. 鹿茸具有的功效是

A. 祛风湿

B. 强筋骨

C. 益精血

D. 调冲任

130. 川芎临床应用于治疗

A. 胸痹心痛

B. 痛经，产后瘀阻腹痛

C. 中风偏瘫

D. 风湿痹痛

131. 功能固精缩尿的药物是

A. 补骨脂

B. 续断

C. 海狗肾

D. 益智仁

132. 有一定毒性的开窍药是

A. 麝香

B. 樟脑

C. 皂荚

D. 蟾酥

133. 陈皮在临床上主要用于

A. 脾胃气滞，脘腹胀痛

B. 脾虚气滞，呕恶腹胀、食少便溏

C. 肺虚咳喘

D. 湿痰壅滞，咳嗽痰多

134. 麦芽具有哪些功效

A. 活血散瘀

B. 健脾开胃

C. 涩精止遗

D. 回乳

135. 具相畏配伍关系的药对是

A. 生半夏与生姜

B. 乌头与生半夏

C. 黄芩与生姜

D. 生天南星与生姜

136. 下列方剂中，组成药物含有人参的是

A. 小柴胡汤

B. 大建中汤

C. 小青龙汤

D. 小陷胸汤

137. 温胆汤的主治症状有

A. 呕吐呃逆

B. 癫痫

C. 失眠多梦

D. 胆怯易惊

138. 清暑益气汤组成药物中有

A. 石膏

B. 西洋参

C. 竹叶

D. 知母

139. 败毒散配伍人参的意义是

A. 益气生津

B. 益气扶正以鼓邪外出

C. 益气以安神益智

D. 使祛邪不伤正气，且可防邪复入

140. 下列方剂中麦冬、生地同用的有

A. 竹叶石膏汤

B. 清营汤

C. 犀角地黄汤

D. 增液承气汤

141. 犀角地黄汤的组成药物有

A. 犀角

B. 生地

C. 赤芍

D. 丹参

142. 下列各项中，属于《伤寒六书》回阳救急汤原方加减法的有
    A. 泄泻不止，加升麻、黄芪
    B. 若呕吐涎沫，或少腹痛，加盐炒吴茱萸
    C. 若干呕心烦，厥逆无脉，去茯苓加麦冬
    D. 呕吐不止，加姜汁

143. 朱砂安神丸中朱砂的作用是
    A. 养阴血
    B. 清心火
    C. 安神志
    D. 敛心阳

144. 银翘散和桑菊饮的组成中共同含有的药物是
    A. 金银花
    B. 连翘
    C. 生甘草
    D. 薄荷

145. 可用治呃逆的方剂是
    A. 旋覆代赭汤
    B. 橘皮竹茹汤
    C. 丁香柿蒂汤
    D. 蒿芩清胆汤

146. 麻黄汤主治证的表现包括
    A. 恶寒发热
    B. 头疼身痛
    C. 舌苔薄白
    D. 汗出而喘

147. 属于肺胀病表现的是
    A. 胸廓呈圆桶状
    B. 肋间增宽
    C. 肋如串珠
    D. 呼吸急促，张口抬肩

148. 疫毒痢的主要见症是
    A. 神昏谵语
    B. 痉厥抽搐
    C. 脉微欲绝
    D. 舌质红绛

149. 泄泻的主要表现是
    A. 排便次数增多
    B. 腹痛肠鸣
    C. 粪质稀薄
    D. 小便短少

150. 猝然昏仆，不省人事，牙关紧闭，口噤不开，两手握固，大小便闭，肢体强痉，面赤身热，气粗口臭，躁扰不宁，苔黄腻，脉弦滑而数。证属中风之
    A. 闭证
    B. 中脏腑
    C. 中经络
    D. 阳闭

151. 湿热壅滞型腹痛用下列何方治疗
    A. 三仁汤
    B. 大承气汤
    C. 大柴胡汤
    D. 龙胆泻肝汤

152. 下列哪些为鼓胀应用逐水法的禁忌证
    A. 鼓胀日久，正虚体弱
    B. 脘腹坚满，青筋显露
    C. 发热，黄疸日渐加深
    D. 腹水不退，尿少便秘

153. 气秘实证的辨证重点是
    A. 面色白

B. 嗳气频作

C. 胸胁痞满

D. 腹胀痛

154. 积证的特征是

    A. 结块有形

    B. 痛有定处

    C. 结块聚散无常

    D. 多为脏病

155. 脏躁的临床特点是

    A. 多见于青中年女性

    B. 间歇发作，不发时可如常人

    C. 发病与精神因素有关

    D. 感受外邪易加重

156. 治疗膏淋的虚证可选用的方药有

    A. 膏淋汤

    B. 程氏萆薢分清饮

    C. 补中益气汤

    D. 七味都气丸

157. 外感咳嗽治以疏散外邪、宣通肺气为主，一般不宜过早使用

    A. 苦寒药

    B. 止咳药

    C. 滋阴药

    D. 收涩药

158. 常用于治疗心病的腧穴有

    A. 期门   B. 神门

    C. 内关   D. 厥阴俞

159. 三棱针法的适应病证是

    A. 痔疮   B. 寒痹

    C. 丹毒   D. 中暑

160. 上巨虚的主治有

    A. 腹痛   B. 口角㖞斜

    C. 近视   D. 下肢痿痹

161. 手少阴心经联系的脏腑器官有

    A. 大肠   B. 胃

    C. 小肠   D. 肺

162. 可治疗便秘的腧穴是

    A. 照海   B. 天枢

    C. 支沟   D. 下巨虚

163. 治疗瘀血腰痛除主穴外可配用

    A. 命门   B. 膈俞

    C. 太溪   D. 次髎

164. 治疗带下病的主穴为

    A. 带脉

    B. 三阴交

    C. 白环俞

    D. 中极

165. 下列属于表里经配穴法的有

    A. 咳嗽取尺泽、曲池、合谷

    B. 阳明头痛取合谷、内庭

    C. 太阳头痛取后溪、昆仑

    D. 胃痛取三阴交、足三里

全国硕士研究生入学考试应试指导

考研中医综合冲刺试卷

冲刺试卷（五）

吴春虎　主编

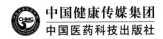
中国健康传媒集团
中国医药科技出版社

冲刺试卷（五）

一、**A 型题**：1 ~ 36 小题，每小题 1.5 分；37 ~ 81 小题，每小题 2 分；共 144 分。在每小题给出的 A、B、C、D 四个选项中，请选出一项最符合题目要求的。

1. 同病异治与异病同治的依据是
   A. 病程的变化
   B. 病机的变化
   C. 症状的变化
   D. 体征的变化

2. 属于《素问·上古天真论》中男子"五八"表现的是
   A. 筋骨隆盛
   B. 发堕齿槁
   C. 天癸竭
   D. 面焦

3. 下列各项中，属于五行相侮的是
   A. 气不足，则制己所不胜
   B. 气有余，则不制己所胜
   C. 气不足，则制己所胜
   D. 气有余，则侮所不胜

4. 下列不属于肝与肾之间关系的是
   A. 藏泄互用
   B. 阴阳互滋互制
   C. 调节水液代谢
   D. 精血同源

5. 产后感冒，恶寒发热，不宜大量发汗，依据是
   A. 汗为心液
   B. 血汗同源

   C. 津能载气
   D. 精血同源

6. 经络系统中，气血运行的主要通道是
   A. 奇经八脉
   B. 十二经别
   C. 十二正经
   D. 浮络

7. 饮食因素致病，易致聚湿、化热、生痰的是
   A. 饮食过饥
   B. 饮食过饱
   C. 饮食不洁
   D. 五味偏嗜

8. 与脾胃升降关系最密切的是
   A. 心
   B. 肺
   C. 肝
   D. 肾

9. 扶正祛邪先后运用的适应证是
   A. 虚实夹杂证
   B. 真虚假实证
   C. 真实假虚证
   D. 虚证

10. 面色淡黄而虚浮的常见原因是
    A. 阳气不足
    B. 脾虚湿盛
    C. 寒湿困脾
    D. 气血亏虚

11. 下列各项中，不属于导致强硬舌常见原因的是
    A. 热入心包
    B. 高热伤津
    C. 寒凝筋脉
    D. 风痰阻络

12. 缓脉常见于
    A. 水饮内停
    B. 湿邪困阻
    C. 气滞血瘀
    D. 食积停滞

13. 临床中常见的气逆证，多与下列哪些脏腑关系密切
    A. 脾肺肾
    B. 肺胃肾
    C. 肝肺胃
    D. 肝心肺

14. 胆郁痰扰和痰火扰神均可出现的症状是
    A. 头晕耳鸣
    B. 狂躁妄动
    C. 胸胁满闷
    D. 失眠多梦

15. 患者喘促多年，心悸气短，神疲乏力，动则加剧，咳痰清稀，舌淡苔白，脉结。证属
    A. 心肺气虚
    B. 肺脾气虚
    C. 肺肾气虚
    D. 心脾两虚

16. 血虚证的主要表现不包括
    A. 两颧潮红
    B. 头晕眼花

C. 心悸失眠
D. 手足发麻

17. 下列选项中，不是少阴寒化证辨证依据的是
    A. 畏寒欲寐
    B. 下利清谷
    C. 四肢厥冷
    D. 时腹自痛

18. 症见心悸，眩晕，胸闷，肢冷，尿少，下肢浮肿，咳喘，恶心吐涎，舌苔白滑，脉弦细数。证属
    A. 风寒袭肺
    B. 水气凌心
    C. 痰湿阻肺
    D. 肺脾两虚

19. 葛根长于治疗
    A. 外感风热，咽喉肿痛
    B. 外感风热，寒热往来
    C. 外感风热，胸中烦闷
    D. 外感风热，头项强痛

20. 功能解毒、杀虫、消肿、止痢的药物是
    A. 硼砂
    B. 马钱子
    C. 蟾酥
    D. 大蒜

21. 功能祛风湿，利关节，可治风湿痹痛的药物是
    A. 臭梧桐
    B. 秦艽
    C. 防己
    D. 桑枝

22. 琥珀入丸散剂的用量为

A. 0.1 ~ 0.3g

B. 0.6 ~ 0.9g

C. 1.5 ~ 3g

D. 5 ~ 10g

23. 枳实的理气作用很强，其具体的功效是

A. 破气消积，化痰散痞

B. 疏肝理气，化痰消积

C. 理气健脾，温化寒痰

D. 理气宽中，化痰消积

24. 能治疗石淋与热淋的药物是

A. 茵陈蒿

B. 通草

C. 垂盆草

D. 金钱草

25. 芦根具有而天花粉不具有的功效是

A. 清热泻火

B. 生津止渴

C. 除烦利尿

D. 消肿排脓

26. 防己、五加皮功效的共同点是

A. 利水消肿

B. 活血止痛

C. 凉血解毒

D. 清热燥湿

27. 既能清热解毒、消痈排脓，又能利尿通淋的药是

A. 败酱草

B. 金银花

C. 连翘

D. 鱼腥草

28. 功能温阳健脾，养血止血的方剂是

A. 黄土汤

B. 归脾汤

C. 温脾汤

D. 健脾汤

29. 下列方剂中，组成药物含有水蛭的是

A. 补阳还五汤

B. 大黄䗪虫丸

C. 活络效灵丹

D. 七厘散

30. 白虎汤与竹叶石膏汤的共有药物是

A. 人参、知母

B. 竹叶、半夏

C. 麦冬、半夏

D. 石膏、粳米

31. 止嗽散的功用是

A. 发散风寒，降气化痰

B. 止咳化痰，疏表宣肺

C. 宣降肺气，祛痰止咳

D. 敛肺止咳，益气养阴

32. 具有温补肾阳，填精补髓功效的方剂是

A. 左归丸

B. 右归丸

C. 肾气丸

D. 地黄饮子

33. 养阴清肺汤的君药是

A. 生地

B. 麦冬

C. 玄参

D. 白芍

34. 风寒外束，痰热内蕴之喘咳证，治宜选

A. 小青龙汤

B. 苏子降气汤

C. 定喘汤

D. 麻黄汤

35. 具有益气祛风，健脾利水功效的方剂是
    A. 五苓散
    B. 藿香正气散
    C. 羌活胜湿汤
    D. 防己黄芪汤

36. 舌强不能语，足废不能用，口干不能饮，足冷面赤，脉沉细数者，治宜选用
    A. 地黄饮子
    B. 大秦艽汤
    C. 消风散
    D. 虎潜丸

37. 肺痈初期，风热侵犯肺卫，其治法是
    A. 养阴益气   B. 排脓解毒
    C. 化瘀消痈   D. 清肺散邪

38. 肺胀患者，喘息敛气，咳嗽痰多，胸满闷，畏风易汗，倦怠乏力，苔薄腻，脉滑，治宜选用
    A. 宣肺化痰，降逆平喘
    B. 祛风涤痰，降气平喘
    C. 化痰降气，健脾益肾
    D. 化痰降气，健脾益肺

39. 刘某，男，46 岁。胃病 10 年，时发时止。近 1 个月来胃痛隐隐，饥则尤甚，劳则加剧，喜温喜按，泛吐清水，纳谷不香，大便溏薄，完谷不化，神疲乏力，舌淡苔白，脉虚缓无力。治疗宜选
    A. 黄芪建中汤
    B. 大建中汤
    C. 温脾汤
    D. 吴茱萸汤

40. 患者突然呕吐，脘闷不舒，兼见恶寒发热，头身疼痛，苔白腻，脉濡缓。治疗的首选方为
    A. 香苏散
    B. 二陈汤
    C. 小半夏汤
    D. 藿香正气散

41. 患者脘腹痞闷，嘈杂不舒，恶心呕吐，口干不欲饮，口苦纳少，舌红苔黄腻，脉滑数。治宜选用
    A. 清热化湿，和胃疏肝
    B. 清热化湿，和胃消痞
    C. 清肝化热，和胃消痞
    D. 疏肝解郁，和胃降逆

42. 某患者，大便干结，排解困难数月，伴身热心烦，腹胀满痛，口干口臭，小便短赤，舌红，苔黄燥，脉滑数。最佳选方为
    A. 麻子仁丸
    B. 更衣丸
    C. 大承气汤
    D. 增液汤

43. 患者眩晕，头重昏蒙，或伴视物旋转，胸闷恶心，呕吐痰涎，食少多寐，舌苔白腻，脉濡滑。治疗应选
    A. 天麻钩藤饮
    B. 黄连温胆汤
    C. 藿香正气散
    D. 半夏白术天麻汤

44. 肝络失养证胁痛的代表方是
    A. 柴胡疏肝散
    B. 龙胆泻肝汤
    C. 血府逐瘀汤

D. 一贯煎

45. 患者腹部积块坚硬，疼痛日渐加剧，面色萎黄，形脱骨立，舌质淡紫，无苔，脉无力。治宜选用
   A. 补中益气汤合少腹逐瘀汤
   B. 六君子汤合桃红四物汤
   C. 八珍汤合化积丸
   D. 四物汤合大黄䗪虫丸

46. 患者心烦不寐，躁扰不宁，口干舌燥，小便短赤，口舌生疮，舌尖红，苔薄黄，脉数。治法宜
   A. 清肝泻火，镇心安神
   B. 清心泻火，安神宁心
   C. 滋阴降火，清心安神
   D. 补益心脾，养心安神

47. 患者肢体关节疼痛较剧，部位固定，遇寒痛甚，得热则痛缓，关节屈伸不利，舌质淡，苔薄白，脉弦紧。治疗方剂宜选
   A. 防风汤   B. 双合汤
   C. 薏苡仁汤   D. 乌头汤

48. 患者高血压病史多年，今晨猝然昏仆，不省人事，目合口张，鼻鼾息微，手撒肢冷，汗多，大小便自遗，肢体软瘫，舌萎缩，脉微欲绝。应选方
   A. 涤痰汤合苏合香丸
   B. 羚羊钩藤汤合至宝丹
   C. 参附汤合生脉散
   D. 天麻钩藤饮合镇肝息风汤

49. 患者眩晕耳鸣，头痛且胀，每因恼怒而头晕、头痛加剧，面色潮红，急躁易怒，少寐多梦，口苦，舌红少苔，脉弦细数，其治法是

   A. 平肝潜阳，滋养肝阴
   B. 化痰息风，平肝止眩
   C. 镇肝息风，化痰通络
   D. 滋阴潜阳，息风通络

50. 患者，男性，48岁。下肢痿软无力半年，逐渐加重，腰脊酸楚，肢体困倦，咽干耳鸣，小便热赤涩滞，苔黄腻，脉濡数。治宜选用
   A. 虎潜丸合加味二妙散
   B. 三妙丸
   C. 宣痹汤
   D. 参苓白术散

51. 患者尿频量多，混浊如脂膏，时或尿甜，口干舌燥，舌红，脉沉细数。治法宜用
   A. 清利湿热
   B. 清热化湿
   C. 滋阴固肾
   D. 健脾益肾

52. 根据骨度分寸定位法，相距为3寸的两穴是
   A. 风府与大椎
   B. 神庭与头维
   C. 大陵与间使
   D. 太溪与复溜

53. 下列腧穴中，属于手太阳小肠经的是
   A. 少冲   B. 少泽
   C. 涌泉   D. 颊车

54. 位于第4腰椎棘突下，后正中线旁开1.5寸的腧穴是
   A. 心俞   B. 肾俞
   C. 膀胱俞   D. 大肠俞

55. 臀横纹至腘横纹的骨度分寸是

A. 14 寸　　　　　B. 13 寸

C. 12 寸　　　　　D. 9 寸

(56～58 题共用题干)

患者，男性，73 岁。高血压病史 10 年，冠心病病史 8 年。3 周前因惊吓导致心悸不宁，不寐多梦，食少纳呆，舌淡苔薄白，脉弦细。

56. 选用的方剂是

　　A. 朱砂安神丸　　　　B. 柏子养心丸

　　C. 安神定志丸　　　　D. 苏合香丸

57. 患者服药后病情好转，1 周前因不慎受寒，出现胸闷胸痛，自汗气短，困倦乏力，面色苍白，四肢不温，舌淡胖苔白，脉沉迟。应诊断为

　　A. 心悸，瘀阻心脉证

　　B. 心悸，水饮凌心证

　　C. 胸痹，寒凝心脉证

　　D. 胸痹，心肾阳虚证

58. 治疗宜选用

　　A. 桃仁红花煎合桂枝甘草龙骨牡蛎汤

　　B. 参附汤合桂枝甘草龙骨牡蛎汤

　　C. 枳实薤白桂枝汤合当归四逆汤

　　D. 参附汤合右归饮加减

(59～61 题共用题干)

患者，女性，36 岁。尿频、尿急反复发作 2 年，1 天前因精神刺激出现小腹胀满，便意频频，排尿不畅，舌淡红，苔薄白，脉弦细。

59. 其诊断是

　　A. 气淋　　　　　B. 热淋

　　C. 劳淋　　　　　D. 膏淋

60. 治法为

A. 清热利湿，利尿通淋

B. 疏肝理气，利尿通淋

C. 分清化浊，利尿通淋

D. 补肾助阳，利尿通淋

61. 治宜选用

　　A. 无比山药丸

　　B. 八正散

　　C. 程氏萆薢分清饮

　　D. 沉香散

(62～64 题共用题干)

患者昨日猝然昏仆，不省人事，目合口张，鼻鼾息微，手撒肢冷，汗多，大小便自遗，肢体软瘫，舌萎缩，脉细弱或脉微欲绝。

62. 证属中风之

　　A. 中经络　　　　　B. 脱证

　　C. 中脏腑　　　　　D. 阳闭

63. 其治法为

　　A. 回阳救阴，益气固脱

　　B. 滋阴潜阳，息风通络

　　C. 息风化痰，活血通络

　　D. 清肝息风，豁痰开窍

64. 若阴不敛阳，阳浮于外，津液不能内守，汗泄过多，则应加

　　A. 煅龙骨、煅牡蛎

　　B. 玉竹、黄精

　　C. 半夏、茯苓

　　D. 天麻、钩藤

(65～67 题共用题干)

某男，62 岁，素有哮喘，发作两个月，时轻时重，近 2 日喘咳加剧，喘急面青，烦躁不安，汗出如油，舌质青暗，脉细数。

65. 其辨证为

    A. 虚哮证   B. 喘脱危证

    C. 肺肾两虚证   D. 肺脾气虚证

66. 其治法是

    A. 益气回阳救逆

    B. 养阴益气救脱

    C. 健脾益气固脱

    D. 补肺纳肾固脱

67. 若阳虚甚，气息微弱，汗出肢冷，舌淡，脉沉细，宜选用的中药是

    A. 肉桂、干姜

    B. 生地、玉竹

    C. 党参、白术

    D. 山药、薏苡仁

(68~70题共用题干)

    患者，女性，17岁。经行2天，少腹胀痛拒按，经色紫红夹血块，血块下后，疼痛减轻，舌暗有瘀点，苔薄白，脉沉涩。

68. 除主穴次髎、中极、三阴交、地机、十七椎外，还应选的配穴是

    A. 太冲、血海

    B. 肝俞，期门

    C. 归来、关元

    D. 合谷、气海

69. 针刺方法为

    A. 补法

    B. 泻法

    C. 平补平泻法

    D. 先补后泻法

70. 次髎的配伍特点是

    A. 温经止痛

    B. 通调冲任

    C. 行气止通

    D. 经验取穴

(71~73题共用题干)

    患者，女性，83岁。3天前从左侧背部至脐部的皮肤出现灼热疼痛、瘙痒。今可见簇集状黄豆大小的疱疹，渗出黄白色水液，伴胸腹痞闷，舌苔黄腻，脉滑数。

71. 选穴除了局部阿是穴、夹脊穴，还应选

    A. 手足阳明经

    B. 手足太阴经

    C. 手足少阳经

    D. 手足太阳经

72. 除主穴外，应选取的配穴是

    A. 阴陵泉、血海

    B. 侠溪、太冲

    C. 合谷、三阴交

    D. 天枢、上巨虚

73. 夹脊穴的正确针刺方向是

    A. 向背俞穴斜刺

    B. 向脊柱斜刺

    C. 向上斜刺

    D. 向下斜刺

74. 现代医学模式是指

    A. 生物-心理-社会医学模式

    B. 生物医学模式

    C. 高新技术医学模式

    D. 整体医学模式

75. 关于医生行使权利的错误说法是

    A. 行使权利的自主性

    B. 可以不经病人知情同意行使所有正当权利

    C. 行使权利的特殊性

D. 可以行使特殊干涉权

76. 对婴幼儿、处于休克状态需要急救等患者适用的模式是

A. 双方冲突型

B. 患者主导型

C. 主动－被动型

D. 指导－合作型

77. 患者，男性，25 岁。因交通事故深度昏迷，被紧急送往医院，患者生命垂危，联系不到近亲属及关系人，医生立即向医院领导申请并积极救治，这体现的医德是

A. 仁爱　　　　　B. 诚信

C. 奉献　　　　　D. 正直

78. 一位 50 多岁男性患者，患慢支、肺气肿多年，某日上午因用力咳嗽，突感胸痛气促，立即被送到医院急诊科。体检发现：血压 100/70mmHg，呼吸 120 次/分，烦躁，唇、指发绀，气管明显偏左，右侧胸廓饱满，叩诊鼓音，呼吸音明显减弱。拟诊右侧气胸，未作相应处理，即送放射科作胸透。透视完后病人出现潮式呼吸，未及抢救就死亡了。为防止类似现象，应该

A. 充分检查，明确诊断，不伤害病人

B. 依据症状，请相关医生会诊作决策，不伤害病人

C. 当机立断，审慎地做出诊断并给以处置性穿刺，有利病人

D. 迅速判断并确定恰当目标，做出恰当的医疗决策，有利病人

79. 在高干病房，一些医护人员称呼病人总是用"赵书记""钱局长"等，语调适中，而到了一般病房，称呼就换成了"3 床""做肠透视的"等，话语十分生硬。从深层次上说，此类现象的本质和解决措施是

A. 敬业精神差，应加强管理

B. 语言不文明，应加强培训

C. 尊重意识差，应加强教育

D. 公正意识差，应加强教育

80. 据报道，现在有些医院已采取了一些隔离措施，使体格检查置于一个相对封闭的环境中，以免受检病人曝光于众人面前。更确切地说这些措施反映了医院和医生哪一种医德意识

A. 服务意识

B. 管理意识

C. 保护病人隐私意识

D. 有利于病人的意识

81. 为患者保守秘密是重要的临床伦理原则，对患者医疗信息加以保护是医生的义务。下列医生的行为可以得到伦理学辩护的是

A. 应保险公司要求向其提供可识别患者的任何医疗信息

B. 应公司经理要求向其提供有关患者医疗过程的信息

C. 应媒体要求向其提供有关患者医疗费用支付的信息

D. 应同事要求向其提供已授权的匿名化医学研究信息

二、B 型题：82～105 小题，每小题 1.5 分，共 36 分。A、B、C、D 是其下两道小题的备选项，请从中选择一项最

符合题目要求的，每个选项可以被选择一次或两次。

A. 肾主闭藏的生理功能

B. 肝主疏泄的生理功能

C. 两者都有关

D. 两者都无关

82. 月经来潮与否，取决于

83. 天癸的至与竭，取决于

A. 风邪　　　　　B. 火邪

C. 燥邪　　　　　D. 暑邪

84. 六淫中致病季节性最强的邪气是

85. 易致疮痈的邪气是

A. 寒痰　　　　　B. 热痰

C. 燥痰　　　　　D. 湿痰

86. 痰少而黏，难于咯出者，多属

87. 痰黄稠有块者，多属

A. 口　　　　　B. 齿

C. 喉　　　　　D. 舌

88. 《灵枢·忧恚无言》中说"声音之机"，指的是

89. 《难经·四十四难》中"户门"是指

A. 板蓝根

B. 马勃

C. 射干

D. 山豆根

90. 既能治疗咽喉肿痛，又能祛痰的药物是

91. 治疗咽喉肿痛，血热吐衄的药物是

A. 活血调经，利尿

B. 通经下乳，利尿通淋

C. 活血调经，清热解毒

D. 通经下乳，舒筋通络

92. 益母草、牛膝的共有功效是

93. 木通、王不留行的共有功效是

A. 回阳救急汤

B. 大建中汤

C. 当归四逆汤

D. 理中丸

94. 治疗寒邪直中三阴，真阳衰微证，宜首选

95. 治疗中阳虚衰，阴寒内盛证，宜首选

A. 解表化湿，理气和中

B. 清热化湿，理气和中

C. 宣畅气机，清热利湿

D. 行气降浊，温化寒湿

96. 连朴饮的功效是

97. 鸡鸣散的功效是

A. 宣肺解毒，利湿消肿

B. 运脾化湿，通阳利水

C. 分利湿热

D. 温阳健脾利水

98. 水湿浸渍之阳水，其治法是

99. 脾阳虚衰之阴水，其治法是

A. 肾虚精亏型阳痿

B. 湿热下注型阳痿

C. 阴虚火旺型遗精

D. 肾虚不固型遗精

100. 五子衍宗丸用于治疗

101. 金锁固精丸可用于治疗

A. 秩边配承山

B. 合谷配太冲

C. 后溪配申脉

D. 日月配侠溪

102. 既属于上下配穴法，又属于本经配穴法的是

103. 既属于上下配穴法，又属于同名经配穴法的是

    A. 风门、内关

    B. 曲池、大椎

    C. 列缺、风池

    D. 曲池、外关

104. 面痛属风寒证，除选主穴外，还可配用

105. 面痛属风热证，除选主穴外，还可配用

三、X 型题：106～165 小题，每小题 2 分，共 120 分。在每小题给出的 A、B、C、D 四个选项中，至少有两项是符合题目要求的。请选出所有符合题目要求的答案，多选或少选均不得分。

106. "证"从哪些方面揭示了疾病病机变化的本质

    A. 疾病的原因

    B. 病变的部位

    C. 疾病的性质

    D. 临床表现

107. 肺与脾在生理上的相互联系为

    A. 肺主宣肃，助脾之运化

    B. 脾主运化，肺主气，促进宗气生成

    C. 肺主宣肃，脾主运化，促进水液代谢

    D. 脾为生痰之源，肺为贮痰之器

108. 与尿液的生成与排泄有密切关系的脏腑有

    A. 膀胱

    B. 肾

    C. 脾

    D. 肝

109. 肺的各种生理功能能否正常进行，主要取决于

    A. 肺气的宣发

    B. 通调水道

    C. 肺朝百脉

    D. 肺气的肃降

110. 化生血液的物质基础有

    A. 水谷精微

    B. 肾精

    C. 元气

    D. 宗气

111. 人体之气的生成来源有

    A. 先天之气

    B. 水谷之气

    C. 脏腑经络之气

    D. 清气

112. 经脉循行过程中，入缺盆的有

    A. 胃经

    B. 大肠经

    C. 膀胱经

    D. 胆经

113. "火热内生"的原因是

    A. 阳盛有余

    B. 阴虚阳亢

    C. 病邪郁结

    D. 气血郁滞

114. 气机升降失常的病机主要包括

    A. 气滞

    B. 气陷

    C. 气逆

    D. 气闭

115. 关于正治，说法正确的是

A. 用于疾病性质与现象一致的病变

B. 逆疾病性质而治疗的治疗方法

C. 采用的方药性质与疾病一致

D. 以扶正为主的治疗原则

116. 面色发黑，主病为

A. 肝郁脾虚

B. 脾虚湿盛

C. 瘀血阻滞

D. 肾阳虚衰

117. 患者吐血色暗红或紫暗有块，夹杂食物残渣，可能为

A. 胃有积热

B. 肝胆湿热

C. 肝火犯胃

D. 胃腑血瘀

118. 望舌苔变化可以分析

A. 邪正的盛衰

B. 病邪的性质

C. 病位的浅深

D. 血液亏虚

119. 颤动舌的形成机制为

A. 血液亏虚

B. 阴液亏少

C. 肝阳化风

D. 气滞

120. 下列哪些属于排便感异常

A. 肛门灼热

B. 里急后重

C. 溏结不调

D. 肛门重坠

121. 卫分证的临床症状是

A. 头痛，口微渴

B. 咽痛，咳嗽

C. 发热，恶寒

D. 无汗，脉沉

122. 引起瘀阻脑络的原因可有

A. 头部外伤

B. 思虑动怒

C. 久痛入络

D. 寒凝气滞

123. 形成阳虚证的常见原因有

A. 病久而耗伤阳气

B. 气虚进一步发展

C. 过服苦寒清凉药

D. 气血瘀滞而不畅

124. 水饮内停可表现为

A. 脘腹痞胀，水声辘辘

B. 咳嗽气喘，痰多清稀

C. 喉中痰鸣，喘息不得平卧

D. 泛吐清水，食欲减退

125. 下列哪项病理改变可引起绞痛

A. 真心痛

B. 瘀血阻滞

C. 胆道蛔虫

D. 寒凝肝脉

126. 紫苏可治

A. 风寒感冒，咳嗽痰多

B. 脾胃气滞，胸闷呕吐

C. 妊娠恶阻，胎动不安

D. 脾胃湿阻，脘腹痞满

127. 疏肝破气，散结消滞的药有

A. 橘皮

B. 枳实

C. 槟榔

D. 青皮

128. 下列药物中，属于妊娠慎用药的有
   A. 附子
   B. 牛膝
   C. 冬葵子
   D. 牵牛子

129. 具有杀虫作用的泻下药有
   A. 牵牛子
   B. 芒硝
   C. 芦荟
   D. 火麻仁

130. 既具泻肺平喘，又具利水消肿功效的药物有
   A. 桑白皮
   B. 海藻
   C. 葶苈子
   D. 昆布

131. 常相须为用，用治胸痹证的药物有
   A. 薤白
   B. 川楝子
   C. 桂枝
   D. 木香

132. 下列有关开窍药用法用量的叙述中，正确的是
   A. 麝香煎服，0.5~1g
   B. 石菖蒲煎服，3~9g
   C. 冰片入丸散服，每次0.5~1g
   D. 苏合香入丸散服，每次0.3~1g

133. 对于脾胃气滞者，可选用的药物有
   A. 陈皮
   B. 枳壳
   C. 沉香

D. 木香

134. 治疗小儿疳积，宜选用
   A. 使君子
   B. 苦楝皮
   C. 雷丸
   D. 榧子

135. 下列不能与川乌同用的有
   A. 川贝
   B. 百部
   C. 大蓟
   D. 白蔹

136. 四逆散中应用柴胡的作用有
   A. 疏肝解郁
   B. 透邪外出
   C. 升发阳气
   D. 解肌发表

137. 组成中含有二陈汤药物的方剂有
   A. 温胆汤
   B. 半夏白术天麻汤
   C. 藿香正气散
   D. 清气化痰丸

138. 组成中不含大黄的方剂有
   A. 茵陈蒿汤
   B. 八正散
   C. 甘露消毒丹
   D. 实脾散

139. 具有疏肝解郁，调和肝脾之功效的方剂是
   A. 柴胡疏肝散
   B. 四逆散
   C. 逍遥散
   D. 枳实消痞丸

140. 旋覆代赭汤中生姜的作用是

    A. 温中和胃，增强降逆止呕之功

    B. 宣散水气以助祛痰之功

    C. 和甘草辛甘化阳，以复脾胃之阳气

    D. 制约代赭石寒凉之性

141. 清胃散中升麻作用是

    A. 散伏火

    B. 清热解毒

    C. 使滋阴不腻滞

    D. 使泻火而无凉遏之弊

142. 半夏与麦冬配伍，寓"去性存用"之意的方剂是

    A. 麦门冬汤

    B. 旋覆代赭汤

    C. 清燥救肺汤

    D. 竹叶石膏汤

143. 可治疗霍乱的方剂是

    A. 香薷散

    B. 桂苓甘露饮

    C. 清暑益气汤

    D. 理中丸

144. 下列各项中，可用右归丸治疗的有

    A. 先天禀衰，阳痿无子者

    B. 久病气衰神疲，畏寒肢冷者

    C. 火不暖土，大便不实，完谷不化者

    D. 肾阳不足，腰膝软弱，下肢浮肿者

145. 大秦艽汤与消风散均具有的治疗作用是

    A. 祛风

    B. 健脾

    C. 养血

    D. 燥湿

146. 喘证的治疗原则是

    A. 宣肺平喘

    B. 祛邪利气

    C. 降气平喘

    D. 培补摄纳

147. 肺胀后期可出现的变证为

    A. 痰迷心窍

    B. 肝风内动

    C. 气不摄血

    D. 喘脱

148. 治疗便秘的常用方法有

    A. 泄热润肠

    B. 顺气导滞

    C. 活血化瘀

    D. 益气润肠

149. 久泻不止，治宜

    A. 固涩

    B. 温补

    C. 升提

    D. 分利不可太过

150. 痉证发生的外感病因有

    A. 感受风邪

    B. 感受湿邪

    C. 感受寒邪

    D. 感受热邪

151. 治疗消渴下消的方剂是

    A. 黄芪汤

    B. 六味地黄丸

    C. 金匮肾气丸

    D. 鹿茸丸

152. 半夏白术天麻汤可用于治疗

    A. 呕吐之痰浊内阻证

    B. 眩晕之痰浊中阻证

C. 聚证之食滞痰阻证

D. 头痛之痰浊中阻证

A. 散刺法   B. 刺络拔罐法

C. 叩刺法   D. 挑刺法

153. 症见便血色红黏稠，大便不畅，腹痛，口苦，舌质红，苔黄腻，脉濡数。可选用下列何方

     A. 地榆散

     B. 知柏地黄丸

     C. 无比山药丸

     D. 槐角丸

154. 引起厥证的病因主要有

     A. 时邪外感   B. 情志内伤

     C. 饮食不节   D. 亡血失津

155. 狂病的临床特征有

     A. 精神亢奋   B. 狂躁不安

     C. 表情淡漠   D. 喧扰不宁

156. 水肿的治疗，主要有

     A. 发汗   B. 利尿

     C. 健脾   D. 温肾

157. 患者身热转甚，时时振寒，继则壮热，汗出烦躁，咳嗽气急，胸满作痛，转侧不利，咳吐浊痰，呈黄绿色，自觉喉间有腥味，口干咽燥，舌苔黄腻，脉滑数。可选用

     A. 银翘散   B. 千金苇茎汤

     C. 如金解毒散   D. 加味桔梗汤

158. 下列选项中，属于三棱针刺法的有

159. 下列腧穴中五行属性不属于火的有

     A. 足临泣   B. 然谷

     C. 间使   D. 内庭

160. 治疗呕吐的主穴为

     A. 中脘   B. 内关

     C. 足三里   D. 胃俞

161. 治疗哮喘实证的主穴为

     A. 列缺   B. 膻中

     C. 定喘   D. 肺俞

162. 距人体前（后）正中线（包括头部）1.5 寸的穴位为

     A. 神堂   B. 督俞

     C. 玉枕   D. 风门

163. 位于腕横纹上的腧穴有

     A. 大陵   B. 后溪

     C. 太渊   D. 二间

164. 治疗蛇串疮可采用的针刺方法有

     A. 局部围针

     B. 皮肤针叩刺后加艾灸

     C. 三棱针点刺后加拔罐

     D. 毫针泻法

165. 实热证的治疗原则有

     A. 虚则补之   B. 菀陈则除之

     C. 热则疾之   D. 实则泻之

全国硕士研究生入学考试应试指导

考研中医综合冲刺试卷

冲刺试卷（六）

吴春虎　主编

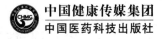

中国健康传媒集团

中国医药科技出版社

冲刺试卷（六）

一、A 型题：1 ~ 36 小题，每小题 1.5 分；37 ~ 81 小题，每小题 2 分；共 144 分。在每小题给出的 A、B、C、D 四个选项中，请选出一项最符合题目要求的。

1. 阴损及阳的病机主要是指
   A. 阴虚不足，虚阳上亢
   B. 外感阴寒之邪，伤及阳气
   C. 阴液亏损，虚热内生
   D. 阴液亏损，累及阳气生化不足

2. 下列选项中最细小的络脉是
   A. 孙络
   B. 浮络
   C. 别络
   D. 经筋

3. 五行学说中"土"的特性是
   A. 炎上
   B. 稼穑
   C. 润下
   D. 从革

4. 痰饮与瘀血共同的致病特点是
   A. 阻滞气机，影响血行
   B. 阻滞气机，损伤脉络
   C. 阻滞气机，影响新血生成
   D. 阻滞气机，蒙蔽清窍

5. "邪之所凑，其气必虚"是指气的哪项功能减退
   A. 推动作用
   B. 温煦作用
   C. 防御作用
   D. 固摄作用

6. 循行经过腹部的经脉，自正中线向外依次顺序正确的是
   A. 足阳明经、足少阴经、足太阴经
   B. 足少阴经、足阳明经、足太阴经
   C. 足少阴经、足厥阴经、足阳明经
   D. 足太阴经、足阳明经、足厥阴经

7. 决定病证虚实变化的主要因素是
   A. 气与血的盛衰变化
   B. 津与精的盛衰变化
   C. 正气与邪气的盛衰变化
   D. 阴液与阳气的盛衰变化

8. "大实有羸状"是指
   A. 实中夹虚
   B. 虚中夹实
   C. 由虚转实
   D. 真实假虚

9. 下列适用于"急则治标"治则的是
   A. 二便不通
   B. 肺肾阴虚咳嗽
   C. 阴虚便秘
   D. 体虚外感

10. 以下哪项不属失神的临床表现
    A. 目光晦暗
    B. 精神萎靡
    C. 烦躁不宁
    D. 呼吸微弱

11. 舌上局部出现青紫色斑点、斑块或青紫

带者，是局部青紫舌，或称为

A. 淡青紫舌

B. 绛紫舌

C. 瘀斑舌、瘀点舌

D. 紫黑舌

12. 下列哪项与弦脉所主病证无关

A. 肝病

B. 诸痛

C. 痰饮

D. 宿食

13. 气机郁滞引致的心脉痹阻，症状特点有

A. 痛如针刺

B. 舌紫暗

C. 脉沉滑

D. 胀痛

14. 太阳经未罢，又出现少阳经症状，属于

A. 合病

B. 并病

C. 越经传

D. 直中

15. 患者症见心悸胸闷，下肢水肿，小便短
少，畏寒肢冷，蒙眬欲睡，口唇紫暗，
舌淡紫苔白滑，脉沉细无力。其诊断是

A. 心阳虚证

B. 肾虚水泛证

C. 心肾阳虚证

D. 脾肾阳虚证

16. 下列诸项，除哪项外，均为引起血瘀的
常见因素

A. 寒凝

B. 气滞

C. 气虚

D. 阴虚

17. 下焦病证的基本舌脉是

A. 苔黄腻，脉濡数

B. 苔黄燥或焦黑起刺，脉沉实有力

C. 脉浮数，舌质红绛

D. 舌绛苔少，脉虚大

18. 下列证候中，不出现耳鸣的是

A. 肝火炽盛证

B. 寒滞肝脉证

C. 肾精不足证

D. 肝阳上亢证

19. 根据药性理论，治疗体虚多汗的药物大
多具有的药性为

A. 苦味

B. 辛味

C. 涩味

D. 淡味

20. 功能为清热解毒，凉血消斑的药是

A. 板蓝根

B. 大青叶

C. 红花

D. 蒲公英

21. 五加皮、桑寄生均具有的功效是

A. 安胎

B. 利尿

C. 和胃

D. 强筋骨

22. 清热解毒宜生用，止血宜炒炭用的是

A. 青黛

B. 贯众

C. 土茯苓

D. 漏芦

23. 症见胸闷作痛，甚则胸痛彻背，短气，舌苔白腻，脉弦紧，治疗应首选
    A. 木香
    B. 陈皮
    C. 香附
    D. 薤白

24. 既能利水通淋，又能润肠通便、下乳的药物是
    A. 萆薢
    B. 冬葵子
    C. 车前子
    D. 地肤子

25. 既能宁心安神，又能祛痰开窍的药物是
    A. 柏子仁
    B. 酸枣仁
    C. 合欢皮
    D. 远志

26. 对于阳明腑实证之大便秘结首选
    A. 黄芩
    B. 石膏
    C. 大黄
    D. 知母

27. 治疗痰火郁结之瘰疬瘿瘤的药物当选
    A. 紫花地丁
    B. 穿心莲
    C. 栀子
    D. 夏枯草

28. 和解少阳法的代表方剂是
    A. 小柴胡汤
    B. 葛根芩连汤
    C. 小承气汤
    D. 防风通圣散

29. 外感风寒湿邪，症见恶寒发热，无汗，头痛项强，肢体酸楚疼痛，口苦而渴者，治宜选用
    A. 麻黄汤
    B. 荆防败毒散
    C. 九味羌活汤
    D. 藿香正气散

30. 龙胆泻肝汤与导赤散的共有药物是
    A. 黄芩、栀子
    B. 泽泻、车前子
    C. 生地黄、木通
    D. 柴胡、当归

31. 清暑益气汤除能清暑益气，尚能
    A. 敛阴止汗
    B. 利水化湿
    C. 和胃止呕
    D. 养阴生津

32. 善治气血虚弱，胞胎失养所致胎动不安证的方剂是
    A. 四物汤
    B. 归脾汤
    C. 泰山磐石散
    D. 当归补血汤

33. 羚角钩藤汤的功效是
    A. 凉肝息风，清热生津
    B. 凉肝息风，清热养阴
    C. 凉肝息风，滋阴潜阳
    D. 凉肝息风，增液舒筋

34. 《疫疹一得》清瘟败毒饮原方对四个主药拟定了大、中、小三个剂量范围，临证应用本方小剂的脉象依据是
    A. 六脉浮大而数

B. 六脉沉而数

C. 六脉沉细而数

D. 六脉滑数

35. 以温阳健脾，行气利水为主要功用的方剂是

    A. 温脾汤

    B. 健脾汤

    C. 实脾散

    D. 归脾汤

36. 金水相生法的代表方是

    A. 一贯煎

    B. 左归丸

    C. 地黄饮子

    D. 百合固金汤

37. 哮病缓解期表现为肺脾气虚证候者，宜选用

    A. 左归饮

    B. 六君子汤

    C. 六味地黄丸

    D. 麦门冬汤

38. 患者，女性，45 岁。心下痞满一周，自利，利后反快，虽利心下续坚满，舌苔腻微黄，脉沉弦。治疗选用

    A. 胃苓汤

    B. 甘遂半夏汤

    C. 二陈汤

    D. 香砂六君子汤

39. 患者干呕时作，饥不欲食，口干咽燥，舌红少津，脉细数。治宜选用

    A. 沙参麦冬汤

    B. 竹叶石膏汤

    C. 生脉散

D. 麦门冬汤

40. 患者干咳，咳声短促，痰少黏白，口干咽燥，午后潮热，颧红，盗汗，口干，日渐消瘦，神疲，舌红少苔，脉细数。其辨证是

    A. 肺阴亏耗

    B. 阴虚火旺

    C. 气阴两虚

    D. 阴阳两虚

41. 呃逆连声，胸胁胀闷，常因情志不畅而诱发或加重，嗳气频频，纳食减少，昏眩恶心，舌苔薄腻，脉弦滑。此证属

    A. 胃火上犯

    B. 胃中寒冷

    C. 气机郁滞

    D. 脾胃阳虚

42. 患者腹痛绵绵，时作时止，喜温喜按，形寒肢冷，大便溏薄，神疲气短，舌淡苔白，脉沉细。治疗主方为

    A. 补中益气汤

    B. 附子粳米汤

    C. 保和丸

    D. 小建中汤

43. 患者心悸时作，受惊易发，胸闷烦躁，失眠多梦，尿赤便干，舌红苔黄腻，脉弦滑。治宜选用

    A. 安神定志丸

    B. 导赤散

    C. 黄连温胆汤

    D. 天王补心丹

44. 瘀血阻络所致胁痛方选

    A. 血府逐瘀汤或复元活血汤

B. 一贯煎合金铃子散

C. 复元活血汤合硝石矾石散

D. 乌梅丸合大柴胡汤

45. 患者，男性，28 岁。半年前发阳黄，经治疗后好转，黄疸逐渐消退，现胸脘痞闷，食少，胁肋隐痛，口苦尿黄，舌苔腻，脉弦。辨证是

A. 肝脾不调

B. 湿热留恋

C. 气滞血瘀

D. 脾虚湿滞

46. 患者虚烦不寐，触事易惊，终日惕惕，胆怯心悸，伴气短自汗，倦怠乏力，舌淡，脉弦细。最佳治疗方剂是

A. 黄连阿胶汤

B. 天王补心丹

C. 安神定志丸合酸枣仁汤

D. 六味地黄丸合交泰丸

47. 肢体关节肌肉疼痛酸楚，屈伸不利，可涉及肢体多个关节，疼痛呈游走性，初起可有恶风、发热等表证，舌苔薄白，脉浮或浮缓。证属

A. 着痹

B. 痛痹

C. 行痹

D. 风湿热痹

48. 患者壮热汗出，项背强直，手足挛急，口噤龂齿，甚则角弓反张，腹胀便秘，舌红，苔黄燥，脉弦数。其辨证是

A. 阳明热盛证

B. 邪壅经络证

C. 痰火内扰证

D. 心营热盛证

49. 患者既往有"冠心病"病史，正值正月发病，症见心痛如绞，手足不温，冷汗出，心悸气短，舌薄白，脉沉紧。其治法应为

A. 辛温散寒，宣通心阳

B. 疏调气机，和血通脉

C. 通阳泄浊，豁痰开窍

D. 活血化瘀，通脉止痛

50. 一患者，面色萎黄，遍体轻度浮肿，晨起头面较甚，动则下肢肿胀，能食而倦怠乏力，小便反多，舌苔薄腻，脉软弱。其最佳选方是

A. 防己黄芪汤

B. 实脾饮

C. 参苓白术散

D. 五苓散

51. 下列何项不属阴虚火旺型遗精的症状

A. 梦中遗精

B. 无梦而遗精，甚至清醒时精液自出者

C. 头昏，心悸，精神不振

D. 小便短黄而有热感

52. 适用于选取头项、后头、项背部腧穴的最佳体位为

A. 仰卧位

B. 侧卧位

C. 仰靠坐位

D. 俯伏坐位

53. 飞法适用的腧穴部位特点为

A. 肌肉丰厚

B. 四肢末端

C. 斜刺部位

D. 浅表部位

54. 下列腧穴中，宜针不易灸的是

A. 晴明　　　　B. 气海

C. 大椎　　　　D. 百会

55. 一般治疗鼻渊多取何经穴位为主

A. 手太阴、阳明经

B. 足太阴、阳明经

C. 手少阳、厥阴经

D. 足少阳、厥阴经

(56~58 题共用题干)

患者，男性，77 岁。肺胀 3 年，昨日突然昏迷，躁动不安，撮空理线，面唇青紫，呼吸急促，下肢水肿，舌暗红，苔黄腻，脉滑数。

56. 其证候是

A. 痰蒙神窍

B. 肺肾气虚

C. 阳虚喘脱

D. 阳虚水泛

57. 其治法是

A. 补肾，回阳，固脱

B. 补肺，纳气，平喘

C. 温肾，健脾，化饮

D. 涤痰，开窍，息风

58. 治疗宜选

A. 真武汤合至宝丹

B. 参附汤合玉枢丹

C. 三子养亲汤合苏合香丸

D. 涤痰汤合安宫牛黄丸

(59~61 题共用题干)

患者，男性，67 岁。平素恣饮冷水，暴饮暴食。1 个月来见胸胁支满，心下痞闷，胃中有振水音，脘腹喜温畏冷，泛吐清水痰涎，饮入易吐，口渴不欲饮水，头晕目眩，心悸气短，食少，大便溏薄，舌苔白滑，脉弦细而滑。

59. 辨证应属

A. 痰饮脾阳虚弱证

B. 痰饮饮留胃肠证

C. 悬饮邪犯胸肺证

D. 悬饮饮停胸胁证

60. 其治法为

A. 攻下逐饮

B. 温脾化饮

C. 和解宣利

D. 泻肺祛饮

61. 治疗应选的方剂为

A. 己椒苈黄丸加减

B. 苓桂术甘汤合小半夏加茯苓汤加减

C. 柴枳半夏汤

D. 椒目瓜蒌汤合十枣汤或控涎丹加减

(62~64 题共用题干)

患者，男性，65 岁。近 1 个月出现左胸隐隐作痛，常于快步行走时出现，休息后自行缓解，心悸时作，倦怠乏力，口干，舌体胖大，舌质淡红少苔，脉细。

62. 其诊断是

A. 心悸之心阳不振

B. 心悸之心脉瘀阻

C. 胸痹之寒凝心脉

D. 胸痹之气阴两虚

63. 治法为

A. 温补心阳，安神定悸

B. 活血化瘀，理气通络

C. 辛温散寒，宣通心阳

D. 益气养阴，活血通脉

64. 治宜用

    A. 瓜蒌薤白白酒汤合当归四逆汤

    B. 生脉饮合人参养荣汤

    C. 桂枝甘草龙骨牡蛎汤合参附汤

    D. 桂枝甘草龙骨牡蛎汤合桃仁红花煎

(65~67题共用题干)

    患者，女性，70岁。5年前外出不慎发生车祸，导致脑部受伤，经治疗后病情逐渐恢复。平素性情急躁易怒，时常突然胡乱叫骂，打人毁物，不食不眠，舌质红绛，苔黄腻，脉弦大滑数。

65. 其证候是

    A. 心脾两虚证

    B. 痰火扰神证

    C. 火盛伤阴证

    D. 痰气郁结证

66. 治法为

    A. 镇心涤痰，清肝泻火

    B. 补益肝肾，化痰宁神

    C. 清热泻火，开窍醒神

    D. 清泻肝火，化痰开窍

67. 若患者出现痰火壅盛，舌苔黄腻而垢，宜选用的中药是

    A. 当归、龙胆草

    B. 礞石、黄芩

    C. 天冬、麦冬

    D. 半夏、陈皮

(68~70题共用题干)

    患者，女性，40岁。半年前因劳累紧张出现胃脘不适，时呕，其后每因情绪不畅则出现呕吐，嗳气。近日呕吐又作，吞酸口苦，舌淡红苔薄白，脉弦。

68. 针灸治疗除对应的募穴外，还应选取的经脉是

    A. 手厥阴、足阳明

    B. 足厥阴、足阳明

    C. 手厥阴、足太阴

    D. 足厥阴、足太阴

69. 其主穴是

    A. 下脘、外关、太冲

    B. 中脘、内关、足三里

    C. 梁门、外关、阳陵泉

    D. 上脘、内关、三阴交

70. 针对吞酸，可采用的穴位是

    A. 天枢、日月

    B. 膻中、太白

    C. 大横、期门

    D. 建里、公孙

(71~73题共用题干)

    患者，男性，46岁。眼睛红肿热痛，畏光羞明，流泪，伴口苦咽干，烦躁易怒，舌红苔黄，脉弦数。

71. 针灸治疗应主选的经穴是

    A. 手太阳、足太阴经穴

    B. 手阳明、足厥阴经穴

    C. 足少阳、手少阳经穴

    D. 手阳明、足阳明经穴

72. 应选取的配穴为

    A. 少商、上星

    B. 少泽、内庭

    C. 侠溪、行间

    D. 劳宫、足三里

73. 选择配穴的原因是

A. 清泻肝胆之火

B. 清泻肺胃之热

C. 疏散风热之邪

D. 泻阳明之火

74. 生命质量的衡量标准不包括的是

A. 个体生命健康程度

B. 个体生命德才素质

C. 个体生命优化条件

D. 个体生命治愈希望

75. 患者，男性，78 岁。因患直肠癌入院，手术前立了遗嘱："手术存在风险，一切治疗都听医生的，出了事不能无理取闹，说明我就该在医院寿终正寝，尽管安排后事。"结果手术很成功，体现了医患之间的哪种关系

A. 权利与义务的关系

B. 服务与被服务的关系

C. 契约关系

D. 信托关系

76. 不属于道义论在医学伦理中的局限性的是

A. 忽视了动机

B. 忽视了医学行为自身价值和后果

C. 忽视了医学道德责任

D. 忽视了对患者尽义务与对他人和社会尽义务

77. 一年轻人在打羽毛球时被自己的球拍碰破了额头的一块皮肤，到某医院就医。接诊医生查看后，问明患者属公费医疗，于是开出了 CT 检查单。查后结果为阴性。此类现象产生的根源是

A. 医生诊断水平不高

B. 医生对高新技术手段过度迷信

C. 市场经济对医学服务的负面影响

D. 生物医学模式对医生的负面影响

78. 一位住在妇产科病房的病人，手术后腹胀，哭闹着要找科主任来给她看一看。该主任来后，经仔细查看，发现患者只是心理上有些问题，于是说了一些安慰她的话，病人便安静下来了，还有说有笑。有同事见了不以为然地说："这也值得主任来管？"主任莞尔一笑，说："难道当主任的就非得看什么大病吗？有些劳动是平凡的，好像毋须一顾，但是，它的精神是神圣的，一个人没有这种神圣的感觉，他就不会每件事都那么仔细、耐心地去做。"这充分体现了

A. 传统医学观、不伤害原则、同情美德

B. 现代医学观、不伤害原则、同情美德

C. 现代医学观、公正原则、正直美德

D. 传统医学观、公正原则、正直美德

79. 某病人因车祸造成多发性骨折，多脏器破裂，如果不及时手术，就会危及病人生命。然而，同行的伙伴谁也不敢代替家属签字。这时，主刀医生站出来，说："我签，有责任我负！"经过医务人员的全力抢救，病人终于脱离危险。医生最符合医学道德的做法是

A. 医生不应施行手术，因为没有人在手术同意书上签字

B. 主刀医生已把不施行手术抢救可能发生的后果告知他的伙伴，如抢救不成功，医生不应该承担法律责任

C. 主刀医生代表患者亲人签字，表现了医生以病人利益为重、无私无畏的高尚医德精神

D. 主刀医生没有权利代表患者和家属
签字

80. 患者，女性，23 岁。妊娠 7 周，到某诊所要求做人工流产手术，诊所聘用人员王某为其进行了手术，术中患者出现大出血导致死亡。经查，王某为非医师行医。按照我国《医师法》相关规定，对其应适用

A. 教育

B. 赔礼道歉

C. 警告

D. 依法追究刑事责任

81. 人体试验中科学对照原则的重要性不包括

A. 正确判定试验结果的客观性

B. 减少对受试者肉体的冲击

C. 为了消除偏见符合试验者心理要求

D. 符合医学科学研究的需要

二、B 型题：82～105 小题，每小题 1.5 分，共 36 分。A、B、C、D 是其下两道小题的备选项，请从中选择一项最符合题目要求的，每个选项可以被选择一次或两次。

A. 心

B. 脾

C. 肝

D. 肾

82. 称"封藏之本"的是

83. 称"罢极之本"的是

A. 气滞

B. 气逆

C. 气陷

D. 气闭

84. 外感热病出现"热厥"的病机是

85. 大怒所致薄厥的病机是

A. 心脾有热

B. 瘀痰阻络

C. 热甚伤津

D. 气血亏虚

86. 痿软舌主病为

87. 吐弄舌主病为

A. 呕吐清水痰涎

B. 呕吐黏痰黄水

C. 呕吐物酸臭

D. 呕吐脓汁

88. 实热证则表现为

89. 虚寒证则表现为

A. 苏子

B. 礞石

C. 白果

D. 百部

90. 具有润肺下气功效的药物是

91. 具有坠痰下气功效的药物是

A. 破血行气，逐瘀消癥

B. 破血行气，化瘀止血

C. 活血止痛，化瘀止血

D. 破血行气，消积止痛

92. 三棱、莪术的共同功效是

93. 蒲黄、五灵脂的共同功效是

A. 黄芩、干姜

B. 黄连、生姜

C. 厚朴、陈皮

D. 人参、茯苓

94. 半夏泻心汤组成中含有的药物是

95. 积实消痞丸组成中含有的药物是

 A. 渗湿健脾

 B. 益气健脾

 C. 化痰安神

 D. 宁心安神

96. 天王补心丹中配伍茯苓的用意是

97. 酸枣仁汤中配伍茯苓的用意是

 A. 清络饮

 B. 新加香薷散

 C. 六一散

 D. 清暑益气汤

98. 祛暑清热的代表方剂是

99. 祛暑利湿的代表方剂是

 A. 滋阴养血,润燥生津

 B. 开郁化痰,润燥降气

 C. 滋养津液,泻热散结

 D. 滋阴养血,破结行瘀

100. 用通幽汤治疗噎膈,应采用的治法是

101. 用启膈散治疗噎膈,应采用的治法是

 A. 三间 B. 二间

 C. 曲池 D. 合谷

102. 手阳明大肠经原穴为

103. 手阳明大肠经荥穴为

 A. 后溪

 B. 外关

 C. 合谷

 D. 合谷、风池

104. 以肩后痛为主的漏肩风除选主穴外还可配用

105. 以肩前痛为主的漏肩风除选主穴外还可配用

三、X型题:106~165 小题,每小题2分,

共 **120** 分。在每小题给出的 **A、B、C、D** 四个选项中,至少有两项是符合题目要求的。请选出所有符合题目要求的答案,多选或少选均不得分。

106. 病机内涵包括

 A. 病位 B. 病性

 C. 病因 D. 病势

107. 下列各项中,属于肝与脾的生理联系的有

 A. 气的运行

 B. 血液的运行

 C. 饮食的消化

 D. 津液的生成

108. "水曰润下"比类肾的功能,指的是

 A. 藏精 B. 主纳气

 C. 主水液 D. 主生殖

109. 心为

 A. 五脏六腑之大主

 B. 生之本

 C. 精明之腑

 D. 君主之官

110. 脏腑气机升降运动的特点包括

 A. 升已而降

 B. 升中有降

 C. 降已而升

 D. 降中有升

111. "气为血之帅"包括的内容有

 A. 气能生血 B. 气能养血

 C. 气能行血 D. 气能摄血

112. 入耳中的经脉有

 A. 手少阳经 B. 手太阳经

 C. 足少阳经 D. 足太阳经

113. 与痰饮形成有关的脏腑是
    A. 脾　　　　　B. 心
    C. 肝　　　　　D. 肺

114. 饮食偏嗜包括
    A. 饮食不节　　B. 寒热偏嗜
    C. 五味偏嗜　　D. 食类偏嗜

115. 下列符合因地制宜的是
    A. 地势的高低
    B. 气候的适宜
    C. 不同地区的差异
    D. 饮食习惯的差异

116. 面肿多见于
    A. 阴水　　　　B. 阳水
    C. 抱头火丹　　D. 大头瘟

117. 滑数脉的主病有
    A. 痰热内扰
    B. 妊娠妇女
    C. 食积化热
    D. 风热袭表

118. 下列各项中，属于肺肾阴虚证表现的是
    A. 痰多质黏　　B. 声音嘶哑
    C. 形体消瘦　　D. 月经量少

119. 点刺舌的临床意义提示
    A. 脏腑热盛　　B. 营血热盛
    C. 热极动风　　D. 食滞

120. 虚寒证的主要特点是
    A. 病程长病势缓
    B. 常有气虚证候
    C. 经常畏冷肢凉
    D. 长期感受寒邪

121. 脾虚气陷证的成因有
    A. 久泻久痢
    B. 劳倦太过
    C. 饮食失调
    D. 外邪侵袭

122. 周身浮肿，小便不利可见于
    A. 肾阳虚
    B. 寒湿困脾
    C. 肾气不固
    D. 脾阳虚

123. 舌肿胀的原因有
    A. 心脾有热，血络热盛而气血上壅
    B. 邪热酒毒上壅
    C. 中毒而致血液凝滞
    D. 脾胃湿热与痰浊相搏上淫

124. 表证的典型证候有
    A. 恶寒发热
    B. 脉象多浮
    C. 鼻塞喷嚏
    D. 恶心呕吐

125. 形成"内湿"的病因病机，错误的有
    A. 气候过于潮湿
    B. 过食油腻之品
    C. 嗜酒或喜冷饮
    D. 气虚卫表不固

126. 温热病邪在气分，壮热烦渴，脉洪大者，宜选用
    A. 夏枯草
    B. 石膏
    C. 紫花地丁
    D. 知母

127. 功能为降逆止呕或止呃，可用治呃逆

证的药物是

A. 丁香

B. 沉香

C. 檀香

D. 柿蒂

128. 功能为温脾止泻的药物是

A. 山药

B. 补骨脂

C. 扁豆

D. 益智仁

129. 下列叙述中，大黄使用方法正确的是

A. 生大黄用于热结便秘

B. 酒大黄用于目赤咽痛

C. 大黄炭用于血热出血

D. 熟大黄用于火毒疮疡

130. 具有养心安神作用的药物是

A. 远志

B. 灵芝

C. 柏子仁

D. 朱砂

131. 下列情况中，不宜使用涌吐药的是

A. 劳嗽喘咳

B. 体壮邪实

C. 头晕心悸

D. 体虚之人

132. 具有敛肺止咳、涩肠止泻双重作用的药物是

A. 罂粟壳

B. 乌梅

C. 诃子

D. 莲子

133. 既能化湿又能解暑的有

A. 苍术

B. 藿香

C. 佩兰

D. 砂仁

134. 鸡血藤、当归皆可用治

A. 血虚证

B. 血瘀证

C. 血寒证

D. 血热证

135. 宜于在睡前服的药是

A. 峻下药

B. 缓下药

C. 安神药

D. 消食药

136. 真人养脏汤中具有涩肠止泻的药是

A. 肉桂

B. 白芍

C. 肉豆蔻

D. 罂粟壳

137. 以生地黄为君药的方剂是

A. 右归丸

B. 一贯煎

C. 炙甘草汤

D. 六味地黄丸

138. 天王补心丹的辨证要点包括

A. 心悸失眠

B. 手足心热

C. 舌红少苔

D. 咽干口燥

139. 取大黄泄热通便之功的方剂是

A. 温脾汤

B. 大承气汤

C. 麻子仁丸

D. 黄龙汤

140. 桂枝汤中桂枝与芍药的配伍意义是

A. 调和营卫

B. 散寒祛湿

C. 邪正兼顾

D. 养阴和营

141. 肥儿丸的功效有

A. 健脾

B. 消积

C. 清热

D. 驱虫

142. 肾气丸体现的理论是

A. "善补阳者，必于阴中求阳"

B. "善补阴者，必于阳中求阴"

C. "壮水之主，以制阳光"

D. "益火之源，以消阴翳"

143. 组成药物中含有人参、生姜、半夏的方剂是

A. 旋覆代赭汤

B. 半夏泻心汤

C. 小柴胡汤

D. 回阳救急汤

144. 下列选项中，属于真武汤原方加减法的是

A. 腹痛者，倍芍药，加炙甘草

B. 下利者，去芍药，加干姜

C. 呕者，去附子，加重生姜

D. 咳者，加五味子、细辛、干姜

145. 天王补心丹组成药物中的"三参"指

A. 人参

B. 沙参

C. 丹参

D. 玄参

146. 哮证与喘证的鉴别要点在于

A. 有无夙根

B. 呼吸急促

C. 喉中有无痰鸣声

D. 痰多而黏

147. 痰浊壅肺型肺胀可选用何方治疗

A. 小青龙汤

B. 越婢加半夏汤

C. 苏子降气汤

D. 三子养亲汤

148. 与神机受累关系密切的病证有

A. 痴呆

B. 狂病

C. 癫病

D. 痫病

149. 与泄泻有关的脏腑有

A. 脾胃

B. 肝

C. 肾

D. 膀胱

150. 痿证的临床症状有

A. 肢体筋脉弛缓

B. 软弱无力

C. 肌肉萎缩

D. 关节筋骨肌肉疼痛

151. 心营热盛致痉，临证时辨其营血热毒深浅轻重，可分别选用

A. 清营汤

B. 清瘟败毒饮

C. 安宫牛黄丸

D. 至宝丹

152. 治疗中风阳闭证可选用的药物为

A. 至宝丹

B. 安宫牛黄丸

C. 礞石滚痰丸

D. 清开灵注射液

153. 对郁证实证的治疗，常采用的治法有

    A. 理气　　　　　B. 活血

    C. 降火　　　　　D. 祛痰

154. 瘿病实证常见证候有

    A. 气郁痰阻　　　B. 痰结血瘀

    C. 肝火旺盛　　　D. 痰饮内阻

155. 属于水肿阳水辨证要点的有

    A. 全身迅速水肿

    B. 腰以下肿甚

    C. 肿处按之凹陷不易恢复

    D. 肿处皮肤绷急光亮

156. 治疗肝气犯胃所致呕吐，宜选的方剂是

    A. 苓桂术甘汤合二陈汤

    B. 木香顺气散合丁香柿蒂散

    C. 半夏厚朴汤合左金丸

    D. 柴胡疏肝散合小半夏汤

157. 感冒风寒与风热的辨证依据，下列错误的有

    A. 头痛与否　　　B. 渴与不渴

    C. 舌苔黄与白　　D. 脉浮与不浮

158. 位于尺骨与桡骨之间的穴位有

    A. 外关　　　　　B. 支沟

    C. 三阳络　　　　D. 天井

159. 下列腧穴中，属于募穴的有

    A. 中脘　　　　　B. 中府

C. 膻中　　　　　D. 中极

160. 隔姜灸的作用为

    A. 解毒杀虫　　　B. 散寒止痛

    C. 温胃止呕　　　D. 活血化瘀

161. 下列腧穴中，不宜用毫针浅刺的是

    A. 心俞、少商

    B. 太阳、阳陵泉

    C. 肩髃、肩髎

    D. 印堂、风门

162. 经早可以选取的穴位有

    A. 关元　　　　　B. 三阴交

    C. 血海　　　　　D. 气海

163. 蛇串疮的分型为

    A. 肝胆火盛

    B. 脾虚湿盛

    C. 气血不足

    D. 脾胃湿热

164. 治疗乳痈的主穴为

    A. 足三里

    B. 肩井

    C. 内关

    D. 脾俞

165. 下列各项中，属于对症选穴的有

    A. 治疗牙痛取内庭

    B. 治疗腰痛取腰痛点

    C. 治疗发热取大椎

    D. 治疗落枕取外劳宫

全国硕士研究生入学考试应试指导

考研中医综合冲刺试卷

答案与解析

吴春虎　主编

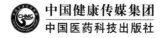

中国健康传媒集团
中国医药科技出版社

内 容 提 要

　　本书由全国重点中医药院校知名一线专家老师紧扣考研中医综合的新版考纲精心编写而成。全书共六套试卷，直击考点，覆盖重点，题型及题量与实战考卷相同。题后附有答案与解析，指引解题技巧，有助于考生掌握重要考点内容，顺利通过考试。本书可供中医类专业硕士研究生入学考试考生考前冲刺阶段参考使用。

图书在版编目（CIP）数据

考研中医综合冲刺试卷/吴春虎主编. —北京：中国医药科技出版社，2024.3
全国硕士研究生入学考试应试指导
ISBN 978 - 7 - 5214 - 4531 - 2

Ⅰ.①考…　Ⅱ.①吴…　Ⅲ.①中医学 - 研究生 - 入学考试 - 习题集　Ⅳ.①R2 - 44

中国国家版本馆 CIP 数据核字（2024）第 057002 号

美术编辑	陈君杞
责任编辑	李红日
版式设计	友全图文

出版　**中国健康传媒集团** | 中国医药科技出版社

地址　北京市海淀区文慧园北路甲 22 号

邮编　100082

电话　发行：010 - 62227427　邮购：010 - 62236938

网址　www.cmstp.com

规格　787 × 1092mm $\frac{1}{16}$

印张　10

字数　213 千字

版次　2024 年 3 月第 1 版

印次　2024 年 3 月第 1 次印刷

印刷　北京京华铭诚工贸有限公司

经销　全国各地新华书店

书号　ISBN 978 - 7 - 5214 - 4531 - 2

定价　**28.00 元**

获取新书信息、投稿、为图书纠错，请扫码联系我们。

前　言

全国硕士研究生招生从 2017 年开始全面实施临床医学类专业学位硕士研究生考试招生改革。初试环节设"临床医学综合能力"（分中、西医两类）笔试，着重考查临床医学职业素质和专业能力，以适应选拔培养高素质临床医生的要求，体现临床医学培养的标准化、规范化导向，由教育部考试中心统一命题。入学考试时间安排在每年的 12 月底进行。

临床医学类专业学位硕士研究生考试分为英语、政治、临床医学综合能力（中医或西医）三部分。其中英语、政治各为 100 分，而临床医学综合能力（中医或西医）独占 300 分。可见，综合部分的成绩在初试中尤为重要。

自 2017 年起，考查内容除原 6 个学科之外增加了临床医学人文精神内容，重点考查医学职业责任意识、沟通能力、医学伦理法规。临床医学综合能力考试中医笔试部分人文精神约占 6%，其他 6 个学科中中医基础理论约占 13%，中医诊断学约占 13%，中药学约占 13%，方剂学约占 13%，中医内科学约占 28%，针灸学约占 14%。考试包括三种题型，分别是 A 型题、B 型题和 X 型题。B 型题比例有所增加，A 型题减少，总分值不变。

为帮助广大考研学子提高备考效率，我们严格遵循新版临床医学综合能力（中医）考试大纲范围，按照历年考研真题的出题思路和命题规律精心组编了六套试卷。

本套试卷的一大特色是，编者通过与历年真题考点的对比研究，严格选取知识点进行模拟题的组编，做到举一反三，触类旁通。试题的难度呈现出一定的阶梯性，既有基础性的试题，也有具有一定难度的提高题。因此，不管是基础较为薄弱的考生，还是平时成绩的佼佼者，均可在复习的瓶颈阶段借此检测复习效果，避免步入题海战术的误区。

此外，每套试卷附 70% 解析，专门针对较难的、易错的题目，方便考生用以进行全方位、系统性、精细化的复习，查漏补缺。模拟卷中的试题贴近真题，考生可以根据模拟卷进行实战自我检测和总结预测，在复习的初、中、末期全面夯实基础，尽早地适应临床医学综合能力（中医）的考试模式，有效提高实战解题能力。

我们相信，扎实掌握书中知识加上紧贴真题的六套模拟试卷将为你的成功提供强大助力，也无疑是你考研复习路上的不二之选。

最后，祝所有考生考试取得好成绩！

目 录

冲刺试卷（一）参考答案

1. C	2. D	3. C	4. C	5. B
6. B	7. A	8. D	9. D	10. B
11. D	12. B	13. C	14. B	15. B
16. C	17. D	18. C	19. D	20. C
21. B	22. B	23. C	24. D	25. C
26. B	27. C	28. B	29. C	30. C
31. B	32. C	33. A	34. B	35. B
36. D	37. B	38. B	39. D	40. D
41. C	42. C	43. A	44. D	45. D
46. D	47. A	48. D	49. A	50. D
51. D	52. C	53. A	54. B	55. A
56. C	57. C	58. D	59. B	60. D
61. D	62. A	63. D	64. C	65. D
66. B	67. C	68. D	69. A	70. B
71. B	72. A	73. C	74. C	75. D
76. D	77. C	78. A	79. D	80. D
81. D	82. B	83. A	84. B	85. C
86. A	87. C	88. C	89. C	90. A
91. B	92. D	93. B	94. A	95. B
96. A	97. A	98. A	99. D	100. D
101. C	102. B	103. C	104. C	105. B
106. AB	107. ABD	108. AB	109. ABCD	110. ACD
111. ABCD	112. ACD	113. ABC	114. BD	115. BD
116. AB	117. AB	118. BCD	119. ABC	120. ABCD
121. AC	122. ACD	123. AB	124. AC	125. ACD
126. ABCD	127. ABCD	128. BD	129. ABCD	130. AB
131. ABCD	132. CD	133. BCD	134. CD	135. AB
136. AC	137. ACD	138. ABCD	139. BCD	140. ABC
141. BC	142. ACD	143. ABCD	144. BD	145. ABCD
146. BD	147. ABC	148. AB	149. ABCD	150. ABCD
151. ABCD	152. ABCD	153. ABC	154. BD	155. ABD
156. ABCD	157. ABC	158. AC	159. AC	160. ACD
161. ABD	162. AC	163. AC	164. AD	165. ABCD

冲刺试卷（一）解析

1. 解析： 金元时期的刘完素、张从正、李杲、朱震亨，后人尊称为"金元四大家"。刘完素主张火热论，提出"六气皆从火化""五志过极皆能化火"为外感和内伤疾病的主要病机，故在治疗中多用寒凉药，后人称为"寒凉派"（C 对）。"阳常有余，阴常不足"为"滋阴派"朱震亨的主张（不选 A、B）。故本题选 C。

2. 解析： 阴阳相互转化，是指一个事物的总体属性在一定的条件下，可以向其相反的方向转化，即属阳的事物可以转化为属阴的事物、属阴的事物可以转化为属阳的事物。"重阴必阳，重阳必阴""寒极生热，热极生寒""动复则静，阳极反阴"均属于阴阳转化。"阴胜则阳病，阳胜则阴病"体现的是阴阳对立制约。

3. 解析： 《难经·六十九难》中指出"补母"与"泻子"的法则："虚者补其母，实者泻其子。"故本题选 C。

4. 解析： 魄门是胃肠（六腑）的末端，应受胃肠支配，具有腑的功能，但又受五脏的制约。魄门的启闭依赖于心神的主宰，肝气的条达，脾气的升提，肺气的宣降，肾气的固摄。所以，魄门启闭正常是脏腑功能协调的表现，通过魄门的异常也可以推测脏腑的病变。故本题选 C。

5. 解析： 宗气上走息道以行呼吸，促进肺的呼吸运动；横贯心脉以行气血，推动血液运行，因此宗气与语言声音有关并影响心搏强弱、节律及速率。故本题选 B。

6. 解析： 督脉起于胞中，"贯脊属肾"，肾主生殖，故督脉主司生殖功能。督脉行于脊里，入颅络脑，分支络肾，转输精气，益髓养脑，反映脑、髓和肾的功能，故督脉与脑、髓和肾的功能活动有着密切的联系。故本题选 B。

7. 解析： 寒邪致病易收引凝滞、易伤阳气；湿邪致病易阻遏气机、重浊黏腻、易伤阳气。二者致病共同点为易伤阳气。故本题选 A。

8. 解析： 脾阳不振属于虚证，其导致的水肿属于虚中夹实。本虚标实，因脾阳不足而生水肿。水肿与肺、脾、肾、三焦等有关。故本题选 D。

9. 解析： 需要使用攻下法的疾病，但病人体质虚弱，一时不能接受攻下法，须先用补法，使体质增强，然后攻下，可免"贼去城空"之虞。故本题选 D。

10. 解析： 面色青主气滞、惊风、寒证、疼痛、血瘀；面色黑主肾虚、水饮、寒证、疼痛、血瘀。故本题选 B。

11. 解析： 革脉的脉象特点为浮而搏指，中空外坚，如按鼓皮（选 D）。伏脉的脉象特点为重按推筋着骨始得，甚则暂伏而不显。滑脉的脉象特点为往来流利，应指圆滑，如盘走珠。弦脉的脉象特点为端直以长，如按琴弦。故本题选 D。

12. 解析： 结脉脉来缓慢，时有中止，止无定数。代脉脉来一止，止有定数，良久方还。促脉脉来数而时有一止，止无定数。故本题选 B。

15. 解析： 脾气虚证以纳少、腹胀、便溏及气虚症状为辨证要点。脾阳虚证以腹胀、腹痛、大便清稀与阳虚症状为辨证要点。脾气下陷证以眩晕、泄泻、脘腹重坠、内脏下垂与气虚症状为辨证要点。脾不统血证以各种出血与脾气虚症状为辨证要点。故本题选 B。

17. 解析： 外感寒邪，束于肌表，卫阳被郁，温煦失职故见恶寒；卫阳被遏，邪正交争，卫阳奋起抗邪，故见发热；卫阳郁遏，寒凝收引，营阴郁滞，太阳经气不利，故见头项、肢体骨节疼痛；寒束于肌表，腠理闭塞，邪闭于外，肺气不利，故见无汗而喘促，正气欲驱邪于外而寒邪紧束于表，故脉浮紧。故本题选 D。

18. 解析： 心火亢盛，则见面赤口渴，心烦不寐，便干，舌红脉数；心火下移小肠，故见小便赤涩，灼热疼痛。故本题选 C。

19. 解析： 广药指广东、广西南部及海南、台湾等地所出产的道地药材，如产于广东的砂仁（阳春）、巴戟天（高要）、陈皮（新会），海南的槟榔等（D 对）。云南的茯苓是道地药材（C 错）。怀药指河南境内所出产的道地药材，如产于河南的焦作温县、沁阳、武涉、孟州的怀地黄、怀山药、怀牛膝、怀菊花，为著名的"四大怀药"（B 错）。湖北的道地药材为山麦冬（襄阳）、党参（南漳板桥镇）（A 错）。故本题选 D。

20. 解析： 水飞常用于矿物类、贝壳类药物的制粉，如水飞朱砂、炉甘石、滑石、海蛤壳、雄黄等。故本题选 C。

21. 解析： 麝香和冰片均有开窍醒神的作用。麝香可用于治疗：①热病神昏，中风痰厥，气郁暴厥，中恶昏迷；②血瘀经闭、癥瘕，胸痹心痛，心腹暴痛，跌仆伤痛，风湿痹痛，难产；③痈肿、瘰疬，咽喉肿痛。冰片可用于治疗：①热病神昏，

中风痰厥，气郁暴厥，中恶昏迷；②胸痹心痛；③目赤肿痛（不选 D），口舌生疮，咽喉肿痛（不选 C），耳道流脓；④疮疡肿痛（不选 A），久溃不敛，烧烫伤。故本题选 B。

22. 解析： 沉香行气止痛，温中止呕，纳气平喘。可治下元虚冷，肾不纳气之虚喘。故本题选 B。

23. 解析： 侧柏叶苦、涩、寒；归肺、肝、脾经。槐花苦、微寒；归肝、大肠经。白茅根甘、寒；归肺、胃、膀胱经。小蓟甘、苦、凉；归心、肝经。故本题选 C。

24. 解析： 琥珀具有镇惊安神，活血散瘀，利尿通淋的功效。磁石有镇惊安神，平肝潜阳，聪耳明目，纳气平喘的功效。故本题选 D。

26. 解析： 牵牛子的功效是泻下逐水，去积杀虫。芫花的功效是泻水逐饮，兼能祛痰止咳，外用杀虫疗疮。商陆的功效是逐水消肿，通利二便；外用解毒散结。甘遂的功效是泻水逐饮，消肿散结，兼能逐痰涎。故本题选 B。

28. 解析： 吴茱萸汤的功效为温中补虚、降逆止呕。故本题选 B。

29. 解析： 败毒散的功用是散寒祛湿，益气解表，主治气虚，外感风寒湿邪证。喻嘉言用本方治疗外邪陷里而成之痢疾，意即疏散表邪，表气疏通，里滞亦除，其痢自止。此种治法，称为"逆流挽舟"法。故本题选 C。

30. 解析： 普济消毒饮的方歌："普济消毒芩连鼠，玄参甘桔蓝根侣，升柴马勃连翘陈，僵蚕薄荷为末咀，或加人参及大黄，大头天行力能御。"其药物组成为黄芩、黄连、陈皮、甘草、玄参、柴胡、桔梗、连翘、板蓝根、马勃、牛蒡子、薄荷、

僵蚕、升麻。黄连解毒汤的方歌："黄连解毒汤四味，黄柏黄芩栀子备，躁狂大热呕不眠，吐衄斑黄皆可为。"其药物组成为黄芩、黄连、黄柏、栀子。故本题选 C。

31. 解析：清营汤的组成：犀角（水牛角代）、生地黄、玄参、竹叶心、麦冬、丹参、黄连、银花、连翘。导赤散的组成：生地黄、木通、生甘草梢、竹叶。两方共有的药物为生地黄、竹叶。故本题选 B。

32. 解析：炙甘草汤的功用是滋阴养血，益气温阳，复脉定悸；主治阴血不足、阳气虚弱证以及虚劳肺痿证。生脉散的功用是益气生津，敛阴止汗；主治湿热、暑热耗气伤阴证以及久咳肺虚、气阴两虚证。两方均能治疗肺之气阴两虚，具有补肺气，养肺阴的作用。故本题选 C。

34. 解析：橘皮竹茹汤的方歌："橘皮竹茹治呕逆，人参甘草枣姜齐，胃虚有热失和降，久病之后更相宜。"其药物组成为橘皮、竹茹、大枣、生姜、甘草、人参。故本题选 B。

35. 解析：苓桂术甘汤主治中阳不足之痰饮。饮属阴邪，非温不化，"病痰饮者，当以温药和之"（《金匮要略》），遂以桂枝为臣药，温阳以化饮。故本题选 B。

37. 解析：肺痈溃脓期的治法为排脓解毒，方用加味桔梗煎。若气虚不能托脓，气短，自汗，脓出不爽，加生黄芪益气托毒排脓。故本题选 B。

38. 解析：根据患者症状可诊断为肺痨之气阴耗伤证，治法为益气养阴，方用保真汤或参苓白术散加减。故本题选 B。

39. 解析：患者饮食过饱，脘腹胀满疼痛辨病为胃痛，嗳腐吞酸，大便不爽，苔厚腻，脉滑辨证为饮食伤胃证。治法为消食导滞，和中止痛，方用保和丸加减。故

本题选 D。

40. 解析：患者喘促短气，辨病为喘证。肺气阴亏虚，虚火上炎，肺失清肃，故见喘促短气，气怯声低，自汗恶风，烦热口干，面部潮红；舌红苔少，脉细数为阴虚之象。辨证为肺气虚耗证。治法为补肺益气养阴，方用生脉散合补肺汤加减。故本题选 D。

41. 解析：根据患者症状诊断为胸痹心血瘀阻证。治法为活血化瘀，通脉止痛，代表方为血府逐瘀汤加减。故本题选 C。

42. 解析：根据患者症状可诊断为便秘之气虚秘，本证由脾肺气虚，传送无力所致。治法为益气润肠，方用黄芪汤加减。故本题选 C。

43. 解析：根据患者症状可诊断为厥证之痰厥，本证由肝郁肺痹，痰随气生，上闭清窍所致。治法为行气豁痰，方用导痰汤加减。故本题选 A。

45. 解析：患者身目发黄，可辨病为黄疸。黄色较淡，心悸气短，肢体倦怠，乏力食少，舌淡苔薄，脉细可辨证为阴黄之脾虚湿滞证，治当健脾养血，利湿退黄，方用黄芪建中汤加减。故本题选 D。

46. 解析：根据症状，患者不寐，急躁易怒，头晕目眩，头痛欲裂，大便燥结，三日未行，诊断为不寐之肝火扰心证。治宜疏肝泄热，镇心安神，方用当归龙荟丸。故本题选 D。

49. 解析：根据患者症状可诊断为眩晕之肾精不足证，本证由肾精不足，髓海空虚，脑失所养所致。治法为滋养肝肾，益精填髓，方用左归丸加减。故本题选 A。

50. 解析：根据患者症状，小便不利，点滴而出，神疲乏力，畏寒肢冷，腰膝冷

痛，舌淡胖，苔薄白，脉沉细，辨证属癃闭之肾阳衰惫证，其治法为温补肾阳、化气利水。故本题选 D。

51. 解析：金铃子散疏肝泄热，活血止痛。主治肝郁化火证表现为胸腹、胁肋、脘腹诸痛，或痛经、疝气痛，时发时止，口苦，舌红苔黄，脉弦数者。故本题选 D。

52. 解析：孔最主治咳嗽，气喘，咯血，鼻衄，咽喉肿痛，失音，热病无汗；痔血；肘臂挛痛。鱼际主治咳嗽，气喘，咯血，失音，喉痹，咽干；外感发热。中府主治咳嗽，胸痛，胸中烦满，气喘；肩臂痛。尺泽主治咳嗽，气喘，胸部胀满，咽喉肿痛，咯血，潮热；肘臂挛痛；急性腹痛、吐泻。故本题选 C。

53. 解析：徐疾补泻的操作方法：进针时徐徐刺入，少捻转，疾速出针者为补法；进针时疾速刺入，多捻转，徐徐出针者为泻法。故本题选 A。

54. 解析：太溪穴主治头痛、目眩、失眠、健忘、遗精、阳痿等肾虚证；咽喉肿痛、齿痛、耳鸣、耳聋等阴虚性五官病证；咳嗽、气喘、咯血、胸痛等肺部疾患；消渴、小便频数、便秘；月经不调；腰脊痛、下肢厥冷。大钟穴可用于治疗遗尿、癃闭、便秘；咽痛、咯血、气喘；痴呆；腰脊强痛、足跟痛。水泉穴可用于治疗月经不调、痛经、经闭、阴挺等妇科病证；小便不利。复溜穴可用于治疗失眠、癫痫等精神、神志疾患；咽喉干痛、目赤肿痛等五官热性疾病；月经不调、带下、阴挺等妇科病证；小便频数、癃闭。故本题选 B。

55. 解析：手少阳经主治头、目、耳、颊、咽喉、胸胁病和热病，以及经脉循行所过部位的其他病证。足少阳经主治肝胆病，侧头、目、耳、咽喉、胸胁病，以及经脉循行经过部位的其他病证。故本题选 A。

56. 解析：患者咳嗽喘促 3 年，辨病为喘证；每遇情志刺激而诱发，发时突然呼吸短促，息粗气憋，胸闷胸痛，咽中如窒，但喉中痰鸣不著，平素多忧思抑郁，失眠，心悸，苔薄，脉弦，辨证为肺气郁痹证。故本题选 C。

57. 解析：喘证肺气郁痹证治法为开郁降气平喘，方用五磨饮子加减，故本题选 C。

58. 解析：若有心悸失眠者，加百合、合欢皮、酸枣仁、远志等宁心安神。故本题选 D。

59. 解析：患者素喜饮酒，现症见脘腹胀闷不舒，辨病为痞满；灼热嘈杂，恶心呕吐，口干不欲饮，口苦，纳少，大便黏滞不爽，舌红苔黄腻，脉滑数，辨证为湿热阻胃证。治法为清热化湿，和胃消痞，方用泻心汤合连朴饮加减。故本题选 B。

60. 解析：腹胀，口苦，渴喜热饮，气短乏力，胸闷不适，舌淡，苔黄腻，脉数，辨证属寒热错杂，故本题选 D。

61. 解析：寒热错杂治宜用半夏泻心汤苦辛通降。故本题选 D。

62. 解析：根据患者症状，身目黄染，黄色鲜明，纳差，乏力，口干，口苦，腹部胀满，大便秘结，小便短少黄赤，夜寐欠佳，舌红苔腻微黄，脉弦滑数，辨证属黄疸阳黄之热重于湿，其病机为湿热熏蒸，郁阻肝胆，胆汁外溢。故本题选 A。

63. 解析：根据患者症状，辨证属黄疸阳黄之热重于湿，其治法为清热通腑，利湿退黄。故本题选 D。

64. 解析：根据患者症状，辨证属黄疸阳黄之热重于湿，代表方剂为茵陈蒿汤。故本题选 C。

65. 解析：患者"吞咽时有梗阻感"即为噎膈。根据"吞咽时有梗阻感，胸膈痞满，情绪抑郁时加重，嗳气频作，口干咽燥，大便秘结，舌红，苔薄腻，脉弦滑"可辨证为噎膈之痰气交阻证。本证是由于气机郁滞，痰湿凝聚，胃气上逆所致。故本题选 D。

66. 解析：该患者辨病辨证为噎膈之痰气交阻证。治宜开郁化痰，润燥降气。其代表方为启膈散。故本题选 B。

67. 解析：患者出现"饮食难下，呕吐涎沫，四肢不温，舌淡，苔白，脉细弱"，则已转化为噎膈之气虚阳微之证，是由于脾肾阳虚，温煦失职，气不化津所致。治当温补脾肾。方用补气运脾汤。故本题选 C。

68. 解析：耳鸣实证的治法为疏风泻火，通络开窍。以局部穴及手足少阳经穴为主。实证主穴为听会、翳风、中渚、侠溪。外感风邪，配风池、外关；肝胆火旺，配行间、丘墟。故本题选 D。

69. 解析：根据患者症状，耳鸣如火车鸣响，头目胀痛，目赤心烦，入睡困难，口苦咽干，辨证属耳鸣实证之肝胆火旺证，所取配穴为行间、丘墟。故本题选 A。

70. 解析：根据耳穴理论及患者症状，辨证为耳鸣之心肝火旺，所取耳穴部位应在心、肝、肾、内耳、皮质下。耳穴神门在三角窝后1/3的上部，即三角窝4区，主治失眠、多梦、戒断综合征、癫痫、高血压、神经衰弱。故本题选 B。

71. 解析：根据患者症状，排便不畅，便质不干，临厕努挣乏力，腹胀，舌质淡，脉弱，辨证属便秘之气虚秘。治疗的主穴

为天枢、支沟、大肠俞、上巨虚、足三里。故本题选 B。

72. 解析：患者辨证为便秘之气虚秘，针灸治疗的配穴为脾俞、气海。故本题选 A。

73. 解析：支沟宣通三焦气机，三焦之气通畅，则肠腑通畅，便秘得愈。支沟为治疗便秘的经验效穴。故本题选 C。

74. 解析：医学伦理学是运用一般伦理学的原则和道德原则来研究、解决和调整医疗实践与医学科学发展中人们的道德关系和行为准则的科学。故本题选 C。

75. 解析：体格检查时应以病人为中心，要关心、体贴病人，尊重病人人格，要有高度的责任感和良好的医德修养。故本题选 D。

76. 解析：医患关系的技术方面表现为医务人员与病人在医疗措施决定和执行中的技术关系，这是医患关系的专业内容。故本题选 D。

79. 解析：手术前的道德要求：①必须确定手术是必需的；②必须做到知情同意权；③必须认真做好术前准备。A 属于①的要求；B 属于②的要求；C 属于③的要求。故本题选 D。

80. 解析：天然实验是不受研究者控制的，在天然条件（如战争、旱灾、水灾、地震、瘟疫以及疾病高发区等）下提供的人体实验。人体实验类型中，不需要付出道德代价的就只有天然实验。故本题为 D。

82～83. 解析：津布散于体表皮肤、肌肉和孔窍等部位，并渗入血脉。故 82 题选 B。液分布于骨节、脏腑、脑髓等组织器官。故 83 题选 A。

84～85. 解析：《素问·五脏生成》中

说："多食咸，则脉凝泣而变色；多食苦，则皮槁而毛拔；多食辛，则筋急而爪枯；多食酸，则肉胝皱而唇揭；多食甘，则骨痛而发落"。五味偏嗜，脏气偏盛，易导致"伤己所胜"和"悔所不胜"的病机变化。故 84 题选 B，85 题选 C。

86~87. 解析： 风邪或风毒侵袭经络，经气阻滞不通，轻则可出现肌肤麻木、口眼㖞斜，重则肌肉僵直、痉挛、抽搐。故 86 题选 A。风与寒湿相兼，侵袭筋骨关节，痹阻经络，则见肢体关节游走疼痛。故 87 题选 C。

88~89. 解析：《类经》中张介宾注："诸病皆先治本，而惟中满者先治其标，盖以中满为病，其邪在胃，胃者脏腑之本也，胃满则药食之气不能行，而脏腑皆失其所禀，故先治此者，亦所以治本也。"故 88 题选 C，89 题选 C。

90~91. 解析： 绞股蓝的功效是益气健脾，化痰止咳，清热解毒；刺五加的功效是益气健脾，补肾安神；沙棘的功效是健脾消食，止咳祛痰，活血散瘀。故 90 题选 A。红景天的功效是益气活血，通脉平喘。用于气虚血瘀，胸痹心痛，中风偏瘫以及脾肺气虚，倦怠气喘。故 91 题选 B。

92~93. 解析： 梅花性平，味微酸，归肝、胃、肺经，功效疏肝和中，化痰散结。故 92 题选 D。玫瑰花性温，味甘、微苦，归肝、脾经，功效为疏肝解郁，和血止痛。故 93 题选 B。

94~95. 解析： 凉膈散的配伍特点是清上与泻下并行，但泻下是为清泻胸膈郁热而设，所谓以泻代清，其意在此。故 94 题选 A。玉屏风散用于治疗卫气虚弱、腠理不固之自汗，其方以补气为主，以补为固。故 95 题选 B。

96~97. 解析： 槐花散的功用是清肠止血，疏风行气。主治风热湿毒，壅遏肠道，损伤血络便血证。肠风、脏毒，或便前出血，或便后出血，或粪中带血，以及痔疮出血，血色鲜红或晦暗，舌红苔黄，脉数。故 96 题、97 题均选 A。

98~99. 解析： 患者大便难下，面白神疲，肢倦懒言，舌淡苔白，脉弱，诊断为便秘之气虚秘。治法为补脾益肺，润肠通便，代表方为黄芪汤加减。故 98 题选 A。患者大便干结，面色无华，头晕目眩，舌淡苔白，脉细，诊断为便秘之血虚秘。治法为养血滋阴，润燥通便，代表方为润肠丸加减。故 99 题选 D。

100~101. 解析： 气淋的病机是气结膀胱，气化不利，治法为理气疏导，通淋利尿，方用沉香散加减。劳淋的病机是湿热留恋，脾肾亏虚，气化无权，治法为补益脾肾，方用无比山药丸加减。故 100 题选 D，101 题选 C。

104~105. 解析： 下合穴强调"合治内腑"，主要用于治疗六腑疾病。故 104 题选 C。络穴是络脉从本经别出的部位，除可治疗络脉的病证外，还可治疗表里两经的病证。故 105 题选 B。

106. 解析： 明清时期，叶桂创立了温热病的卫气营血辨证理论（B 对）；吴瑭创立了温热病的三焦辨证理论（A 对）。《伤寒论》创立了六经辨证理论（C 错）。《金匮要略》以脏腑论内伤杂病（D 错）。故本题选 AB。

109. 解析： 胆火炽盛，会出现呕吐吞酸等胃失和降之征。若胃中湿热蕴结，熏蒸于胆，胆汁外溢，则出现胸胁苦满、口苦厌食、黄疸等征。若胆经郁热夹痰，痰热上扰心神，则可见心烦失眠、多梦易惊等征。故本题选 ABCD。

111. 解析：血液的营养和滋润作用即血液的濡养作用，较明显的反应在面色、肌肉、皮肤、毛发、感觉和运动等方面。故本题选择 ABCD。

112. 解析：肾主生长发育和生殖，肾气充盛，促进天癸的到来，肾气促进生殖器官的发育成熟，并促进、维持生殖功能。故本题选 ACD。

113. 解析：亡阳多由于邪气太盛，正不敌邪，阳气突然脱失所致；也可因汗出过多，吐泻无度，津液过耗，气随津泄，阳气外脱；或由于素体阳虚，劳伤过度，阳气消耗过多所致；亦可因慢性疾病，长期大量耗散阳气，终至阳气亏损殆尽，而出现亡阳。故本题选 ABC。

115. 解析：正治就是逆着疾病证候性质而治的一种治疗原则，故又称"逆治"。适用于疾病的临床表现和证候本质相一致的病证。故本题选 BD。

117. 解析：方颅：小儿前额左右突出，头顶平坦，颅成方形，是肾精不足或脾胃虚弱，颅骨发育不良的表现，可见于佝偻病、先天性梅毒等患儿。解颅：即囟门迟闭。是肾气不足，发育不良的表现。多见于佝偻病患儿，常兼有"五迟""五软"等表现。故本题选 AB。

118. 解析：痿软舌多为伤阴或气血俱虚；淡白舌主气血两虚，阳虚；短缩舌多为寒凝筋脉，热极动风，气血亏虚，风痰阻络。故本题选 BCD。

121. 解析：肝血虚证的临床表现为头晕目眩，视力减退，或夜盲，肢体麻木，失眠多梦，妇女月经量少、色淡，甚则闭经，面唇淡白，舌淡，脉细。肝阴虚证的临床表现为头晕眼花，两目干涩，视物不

清，胁肋隐隐灼痛，口燥咽干，五心烦热，两颧潮红，潮热盗汗，舌红少苔，脉弦细数。故本题选 AC。

122. 解析：心血虚临床有心病表现，心悸、失眠、多梦；有血虚表现，头晕眼花，健忘，面色淡白或萎黄，唇舌色淡，脉细无力。心阴虚临床有心病表现，心烦、心悸、失眠、多梦；有阴虚表现，口燥舌干，形体消瘦，或见手足心热，潮热盗汗，两颧潮红，舌红少苔乏津，脉细数。故心血虚与心阴虚均有心悸脉细，失眠多梦表现。

123. 解析：表证是指邪气经皮毛、口鼻侵入机体的初期阶段，正气抗邪于肌表，以新起恶寒发热为主要表现的证。症见恶风寒，或恶寒发热，头身疼痛，喷嚏，鼻塞，流涕，咽喉痒痛，微有咳嗽、气喘，舌淡红，苔薄，脉浮。故本题选 AB。

124. 解析：命门火衰的临床表现为腰膝酸软冷痛，畏寒肢冷，下肢尤甚等；肾虚水泛的临床表现为全身水肿，腰以下为甚，按之没指，小便短少，腰膝酸软冷痛，畏寒肢冷等。故本题选 AC。

125. 解析：寒淫证的表现：恶寒重，或伴发热，无汗，头身疼痛，鼻塞，流清涕，脉浮紧。或见咳嗽、气喘、咳稀白痰；或为脘腹疼痛、肠鸣腹泻、呕吐；或为四肢厥冷、局部拘急冷痛；口不渴或渴喜热饮，小便清长，面色苍白，舌苔白，脉弦紧或沉迟有力。故本题选 ACD。

126. 解析：海螵蛸咸、涩，温。归脾、肾经。功效为收敛止血，涩精止带，制酸止痛，收湿敛疮。可用于吐血衄血，崩漏便血，外伤出血；遗精滑精，赤白带下；胃痛吞酸；湿疹湿疮，溃疡不敛。故本题选 ABCD。

127. 解析： 沉降药性的药物具有向内收敛，趋向于内，下达降逆，趋于向下的作用，且凡属苦、酸、咸，性属寒凉的药物，大都是沉降药。利水渗湿药向下通利，息风止痉药平息肝风、制止痉挛抽搐，止咳平喘药能降逆平喘，收敛止血药可内收止血。故本题选 ABCD。

129. 解析： 大黄的功效是泻下攻积，清热泻火，凉血解毒，逐瘀通经，利湿退黄。可用于实热积滞便秘；血热吐衄，目赤肿痛；痈肿疔疮，肠痈腹痛；瘀血经闭，产后瘀阻，跌打损伤；湿热痢疾，黄疸尿赤，淋证，水肿；烧烫伤。故本题选 ABCD。

130. 解析： 使君子是驱蛔要药。苦楝皮为广谱驱虫药，可以驱蛔虫。南瓜子、鹤草芽为专门驱绦虫的驱虫药。故本题选 AB。

133. 解析： 香橼性辛、苦、酸、温。归肝、脾、肺经。功效为疏肝理气、宽中、化痰。能够治疗脾胃气滞，胸胁满闷，咳嗽痰多。故本题选 BCD。

134. 解析： 麦芽的功效是行气消食，健脾开胃，回乳消胀。可用于食积不化，脘腹胀满，脾虚食少；乳汁郁积，乳房胀痛，妇女乳断；肝郁胁痛，肝胃气痛。故本题选 CD。

136. 解析： 逍遥散的功用为疏肝解郁，养血健脾，主治肝郁血虚脾弱证。症见两胁作痛，头痛目眩，口燥咽干，神疲食少，或往来寒热，或月经不调，乳房胀痛，脉弦而虚。故本题选 AC。

137. 解析： 温胆汤中竹茹清胆和胃，清热化痰，除烦止呕；陈皮理气和中，燥湿化痰；枳实破气化痰，共为臣药。故本题选 ACD。

138. 解析： 五苓散功效为利水渗湿，温阳化气；主治蓄水证（如小便不利、烦渴欲饮）、痰饮（如脐下动悸、短气而咳）、水湿内停（如水肿、泄泻）。故本题选 ABCD。

139. 解析： 桂枝汤既为治疗外感风寒表虚证之基础方，又是调和营卫、调和阴阳法之代表方。以恶风，发热，汗出，脉浮缓为辨证要点。故本题选 BCD。

140. 解析： 银翘散的功用是辛凉透表，清热解毒；白头翁汤的功用是清热解毒，凉血止痢；四妙勇安汤的功用是清热解毒，活血止痛；败毒散的功用是散寒祛湿，益气解表。故本题选 ABC。

141. 解析： 清胃散臣以甘辛微寒之升麻，一取其清热解毒，以治胃火牙痛；一取其轻清升散透发，可宣达郁遏之伏火，有"火郁发之"之意。普济消毒饮中升麻、柴胡疏散风热，并引诸药上达头面，且寓"火郁发之"之意，功兼佐使之用。故本题选 BC。

142. 解析： 理中丸主治脾胃虚寒证。症见脘腹绵绵作痛，喜温喜按，呕吐，大便稀溏，脘痞食少，畏寒肢冷，口不渴，舌淡苔白润，脉沉细或沉迟无力。小建中汤主治中焦虚寒，肝脾不和证。症见腹中拘急疼痛，喜温喜按，神疲乏力，虚怯少气；或心中悸动，虚烦不宁，面色无华；或伴四肢酸楚，手足烦热，咽干口燥，舌淡苔白，脉细弦。吴茱萸汤主治肝胃虚寒，浊阴上逆证。症见食后泛泛欲呕，或呕吐酸水，或干呕，或吐清涎冷沫，胸满脘痛，颠顶头痛，畏寒肢凉，甚则伴手足逆冷，大便泄泻，烦躁不宁，舌淡苔白滑，脉沉弦或迟。回阳救急汤主治寒邪直中三阴，真阳衰微证。四肢厥冷，神衰欲寐，恶寒蜷卧，吐泻腹痛，口不渴，甚则身寒战栗，或指甲口唇青紫，或吐涎沫，舌淡苔白，脉沉微，甚或无脉。故本题选 ACD。

144. 解析： 猪苓汤利水、养阴、清热，用于水热互结证。其中阿胶滋阴润燥，既能益已伤之阴，又防诸药渗利重伤阴血。故本题选 BD。

145. 解析： 苏子降气汤的功用是降气平喘，祛痰止咳；主治上实下虚之喘咳证。定喘汤的功用是宣降肺气，清热化痰；主治痰热内蕴，风寒外束之哮喘。小青龙汤的功用是解表散寒，温肺化饮；主治外寒内饮证，恶寒发热，头身疼痛，无汗，咳喘，痰涎清稀而量多，胸痞，或干呕，或痰饮喘咳，不得平卧，或身体疼重，头面四肢浮肿，舌苔白滑，脉浮。麻黄汤的功用是发汗解表，宣肺平喘；主治外感风寒表实证，恶寒发热，头身疼痛，无汗而喘，舌苔薄白，脉浮紧。故本题选 ABCD。

146. 解析： 痰湿蕴肺所致咳嗽用二陈平胃散合三子养亲汤，二陈平胃散燥湿化痰，理气和中，治疗咳而痰多，痰质稠厚，胸闷脘痞苔腻者；三子养亲汤降气化痰，治疗痰浊壅肺，咳逆痰涌，胸满气急，苔浊腻者；待症状稳定以后可服用六君子丸以资调理，或合杏苏二陈丸标本兼顾。B、D 均符合题意。故本题选 BD。

147. 解析： 肺胀的发生，多与久病肺虚如内伤久咳，支饮，哮喘，肺痨等肺系慢性疾病迁延失治有关。故本题选 ABC。

148. 解析： 疫毒痢的治法是清热解毒，凉血止痢；方用白头翁汤合芍药汤加减。

若暴痢致脱者，应急服参附汤或独参汤，或参附注射液经脉点滴，以回阳救逆。故本题选 AB。

150. 解析： 瘀血阻滞所致的内伤发热主要表现为午后或夜晚发热，或自觉身体某些部位发热，口燥咽干，但不多饮，肢体或躯干有固定痛处或肿块，面色萎黄或晦暗，舌质青紫或有瘀点，瘀斑，脉弦或涩。故本题选 ABCD。

151. 解析： 口渴多饮、多食易饥、尿频量多、形体消瘦或尿有甜味等具有特征性的临床症状，是诊断消渴病的主要依据。有的患者"三多"症状不著，但若于中年之后发病，且嗜食膏粱厚味、醇酒炙煿，以及病久并发眩晕、肺痨、胸痹心痛、中风、雀目、疮痈等病证者，应考虑消渴的可能性。由于本病的发生与禀赋不足有较为密切的关系，故消渴病的家族史可供诊断参考。故本题选 ABCD。

152. 解析： 内伤头痛的病因为情志不遂、肝肾阴虚、饮食劳倦、禀赋不足以及外伤久病。故本题选 ABCD。

153. 解析： 汗证多与心悸、失眠、眩晕、耳鸣等病证同时并见，也是虚劳、失血、妇人产后血虚等病证中的一个常见症状。故本题选 ABC。

154. 解析： 疟疾是感受疟邪引起的以寒战、壮热、头痛、汗出、休作有时为临床特征的一类疾病。风温初起，邪在卫分时，可见寒战发热，多伴有咳嗽气急、胸痛等肺系症状；淋证初起，湿热蕴蒸，邪正相搏，亦常见寒战发热，但多兼小便频急，滴沥刺痛，腰部酸胀疼痛等症，可与疟疾作鉴别。故本题选 BD。

155. 解析： 梅核气多见于青中年女性，

因情志抑郁而起病，自觉咽中有物梗塞，但无咽痛及吞咽困难，咽中梗塞的感觉与情绪波动有关，在心情愉快、工作繁忙时，症状可减轻或消失，而当心情抑郁或注意力集中于咽部时，则梗塞感觉加重。虚火喉痹则以青中年男性发病较多，多因感冒、长期吸烟饮酒及嗜食辛辣食物而引发，咽部除有异物感外，尚觉咽干、灼热、咽痒，咽部症状与情绪无关，但过度辛劳或感受外邪则易加剧。故本题选 ABD。

156. 解析：气机郁滞，火郁下焦导致气淋；温热下注，膀胱气化不利而成热淋；砂石结聚而成石淋；热盛伤络，而成血淋。故本题选 ABCD。

157. 解析：内伤咳嗽，多属邪实正虚。标实为主者，治以祛邪止咳，本虚为主者，治以扶正补虚，并按本虚标实的主次酌情兼顾。同时，除直接治肺外，还应从整体出发，注意治脾、治肝、治肾等。故本题选 ABC。

158. 解析：四缝穴操作：直刺 0.1 ~ 0.2 寸，点刺出血或挤出少量黄白色透明黏液。迎香穴操作：斜刺或平刺 0.3 ~ 0.5 寸。四神聪操作：平刺 0.5 ~ 0.8 寸。金津、玉液操作：点刺出血。故本题选 AC。

159. 解析：痢疾的治法为清热化湿，通肠导滞。取手足阳明经及任脉穴为主。主穴为合谷、天枢、上巨虚、关元。故本题选 AC。

160. 解析：足阳明胃经起于鼻旁，上行鼻根，沿着鼻外侧（承泣）下行，入上齿，环绕口唇，交会承浆，循行过下颌、耳前、止头角；主干线从颈下胸，内行部分入缺盆，属胃络脾；外行部分循行于胸腹第 2 侧线，抵腹股沟处，下循下肢外侧前缘，止于第 2 趾外侧端；分支从膝下 3 寸和足背分出，

分别到中趾和足大趾。故本题选 ACD。

161. 解析：足太阴脾经起于足大趾，循行于小腿内侧的中间，至内踝上 8 寸后循行于小腿内侧的前缘，经膝股部内侧前缘，入腹属脾络胃，上膈，经过咽，止于舌；分支从胃注心中；另有一条分布于胸腹部第 3 侧线，经锁骨下，止于腋下大包穴。手少阴心经起于心中，联系心系、肺、咽及目系，属心络小肠，从肺部浅出腋下，循行于上肢内侧后缘，至掌后豌豆骨部，入掌内，止于小指桡侧端。手太阴肺经起于中焦，下络大肠，返循胃口，上膈属肺；从肺系出来，外行线起于侧胸上部，循行于上肢内侧前缘，经过寸口，止于拇指桡侧端，分支从腕后分出，止于食指桡侧端。手太阳小肠经起于小指尺侧端，循行于上肢外侧的后缘，绕行肩胛部，内行线从缺盆进，下行络心，属小肠，联系胃、咽；上行线从缺盆至目外眦、耳，分支从面颊抵鼻，止于目内眦。故本题选 ABD。

162. 解析：阳井金，阴井木。涌泉为肾经的井穴，属木；阳陵泉为胆经的合穴，属土；支沟为三焦经的经穴，属金；曲池为大肠经的合穴，属土。故本题选 AC。

163. 解析：血海为足太阴脾经的腧穴，主治月经不调，痛经，经闭，崩漏；湿疹，瘾疹，丹毒，皮肤瘙痒。故本题选 AC。

164. 解析：太渊穴为手太阴肺经原穴，偏历穴为手阳明大肠经络穴，手太阴肺经与手阳明大肠经互为表里两经。临床上常把先病经脉的原穴和后病的相表里的经脉络穴相配合，称为原络配穴法或主客原络配穴法。本题先出现肺经病感冒，后出现大肠经病腹泻，故取太渊、偏历穴，本题选 AD。

冲刺试卷（二）参考答案

1. D	2. C	3. D	4. C	5. A
6. D	7. C	8. B	9. C	10. C
11. B	12. D	13. B	14. C	15. C
16. C	17. B	18. B	19. A	20. B
21. B	22. B	23. C	24. B	25. C
26. B	27. B	28. B	29. B	30. A
31. A	32. D	33. D	34. D	35. A
36. D	37. D	38. C	39. C	40. A
41. A	42. D	43. D	44. B	45. C
46. C	47. D	48. B	49. D	50. D
51. C	52. C	53. A	54. D	55. D
56. D	57. B	58. A	59. C	60. A
61. B	62. B	63. C	64. C	65. C
66. B	67. A	68. C	69. B	70. D
71. A	72. C	73. C	74. A	75. C
76. A	77. C	78. A	79. A	80. D
81. A	82. B	83. C	84. B	85. A
86. C	87. A	88. A	89. B	90. C
91. D	92. B	93. A	94. A	95. A
96. C	97. D	98. B	99. C	100. B
101. C	102. B	103. D	104. B	105. A
106. ABC	107. BC	108. BD	109. AC	110. BD
111. BCD	112. BD	113. AB	114. ABC	115. BCD
116. ACD	117. ABCD	118. AB	119. BC	120. ABD
121. BCD	122. ABC	123. BCD	124. ABC	125. CD
126. BC	127. ABCD	128. ACD	129. ABCD	130. ABC
131. BC	132. ABD	133. ABCD	134. BCD	135. ABCD
136. BD	137. ABC	138. AC	139. AB	140. AD
141. AD	142. AC	143. ABC	144. ABCD	145. ABCD
146. BCD	147. CD	148. ABCD	149. ACD	150. ABD
151. ACD	152. ABC	153. AD	154. AB	155. ABD
156. ABD	157. AC	158. ABCD	159. CD	160. BCD
161. ABC	162. AB	163. AB	164. BC	165. AC

冲刺试卷（二）解析

1. 解析：四变之动，指春夏秋冬四季的变动。上下，指脉象的浮沉变化。此言自然界有春、夏、秋、冬四时的变化，人体脉象也随之有春弦、夏洪、秋毛、冬石的变化。说明了人体脉象受四时的影响，如原文云："春应中规，夏应中矩，秋应中衡，冬应中权。"原文从天人相应的观点出发，阐明了人体脉象的变化与四时阴阳变化相应的道理。故本题选 D。

2. 解析："地气上为云，天气下为雨"，这段经文是说地上的水汽蒸发上升则形成云，天上的云下降就成了雨，即天气下降于地，可变为地气；地气上腾于天，又变为天气，描述的是无形之气之间的转化，即气与气之间的转化（C 对）。气与形之间的转化，分两种情况，一个是"气生形"，无形之气交感聚合成有形之物；一个是"形化气"，有形之物死亡消散，化为无形之气。形与形之间的转化，有形之物在气的推动与激发下亦可相互转化，如自然界的冰化为水，水化为雾霜雨雪等。形体自身的转化，即有形之体自身的不断更新变化，如植物的生长化收藏，动物的生长壮老已等变化。故本题选 C。

3. 解析：抑强扶弱是根据五行相克规律的相乘相侮确立的治疗原则，疏肝健脾适用于木旺乘脾或土虚木乘的肝脾不调证。故本题选 D。

4. 解析：《素问·兰灵秘典论》中说"三焦者，决渎之官，水道出焉。"指三焦具有疏通水道的功效。故本题选 C。

5. 解析：津液的输布和排泄，全赖于气的升降出入运动。当气的升降出入和气化运动异常时，可导致津液输布、排泄障碍。如气虚、气滞可导致津液停滞，形成水湿、痰饮等病理产物，称为"气不行水"；津液停聚而导致的气机不利，称为"水停气滞"，两者互为因果。故临床治疗水肿等病变，常常行气与利水法并用。所谓"治痰先治气"是对气能行津理论的具体运用。故本题选 A。

6. 解析：带脉的主要功能是约束纵行诸经与主司妇女带下。故本题选 D。

7. 解析：盛夏暑热之季，不仅气候炎热，而且常常多雨潮湿，热蒸湿蕴，湿热之气胶着弥漫，故暑邪常夹有湿邪侵犯人体致病。因而其临床表现除发热、烦渴等暑热证外，常兼见四肢困倦、胸闷呕恶、大便溏泄不爽等湿阻证。故本题选 C。

9. 解析："至虚有盛候"即真虚假实证，是指病机的本质为"虚"，但临床证候有些为"实"的假象。多因正气虚弱，脏腑精气不足，推动、激发功能减退，气血运行无力所致。故本题选 C。

10. 解析：半表半里证的特征性症状是寒热往来，其他属于伴随症状。故本题选 C。

11. 解析：紧脉的脉象特点是脉势紧张有力，坚搏抗指，且有旋转绞动或左右弹指的感觉。多见于实寒证，痛证和食积。故本题选 B。

12. 解析：白色主虚证（包括血虚、气虚、阳虚）、寒证、失血证、夺气。虚证患者见面色白，是因气血亏虚，或失血、夺气，气血不能上荣于面所致。寒证患者见面色白，是因寒凝气收，脉络收缩，血行迟滞；或阳气虚弱，推动无力，以致运行于面的血液减少，故亦见白色。面色苍白伴四肢厥冷、冷汗淋漓等，多属阳气暴脱之亡阳证。故本题选 D。

13. 解析： 血热证是指火热炽盛，热迫血分，以出血与实热症状为主要表现的证。反复出血，夹有血块为血瘀证的表现。故本题选 B。

15. 解析： 肾阳虚指肾阳亏虚，机体失其温煦，以腰膝酸软，全身功能低下伴见阳虚证为审证要点。腰膝酸软为肾病常见症状，可见于肾病各证；夜尿频多、脉沉弱亦见于肾气不固。故本题选 C。

17. 解析： 饮邪停于胸胁，阻碍气机，压迫肺脏，则有肋间饱满、咳唾引痛、胸闷息促等症，是为"悬饮"。停留于胃肠，阻滞气机，胃失和降，可见脘腹痞胀，泛吐清水，脘腹部水声辘辘，是狭义之"痰饮"。饮停于心肺，阻遏心阳，则胸闷、心悸，息促不得卧，是为"支饮"。饮邪流行，溢于四肢，则身体、肢节疼重，是为"溢饮"。故本题选 B。

18. 解析： 肝火上炎证是指肝经气火上逆所表现出的证候。表现为头胀痛，眩晕，面红目赤，急躁易怒，口苦咽干，不眠或噩梦纷纭，胁肋灼痛，耳鸣耳聋，尿黄便秘，或吐血，衄血，或目赤肿痛，舌红苔黄，脉弦数。故本题选 B。

20. 解析： 瓦楞子的功效是消痰化瘀，软坚散结，制酸止痛。蛇床子的功效是燥湿祛风，杀虫止痒，温肾壮阳。金樱子的功效是固精缩尿，固崩止带，涩肠止泻。覆盆子的功效是益肾固精缩尿，养肝明目。故本题选 B。

21. 解析： 五加皮的功效是祛风除湿，补益肝肾，强筋壮骨，利水消肿。可用于风湿痹病；筋骨痿软，小儿行迟，体虚乏力；水肿，脚气肿痛。蕲蛇的功效是祛风，通络，止痉。可用于风湿顽痹，麻木拘挛；中风口眼喎斜，半身不遂；小儿惊风，破伤风，抽搐痉挛；麻风，疥癣。桑枝的功效是祛风湿，利关节。可用于风湿痹证，肩臂、关节酸痛麻木。络石藤的功效是祛风通络，凉血消肿。可用于风湿热痹，筋脉拘挛，腰膝酸痛；喉痹，痈肿；跌仆损伤。故本题选 B。

22. 解析： 葛根：解肌退热、生津止渴、透疹、通经活络、解酒毒宜生用，升阳止泻宜煨用。故本题选 B。

23. 解析： 香附性质平和，主入肝经，以疏肝解郁、调经止痛见长，主治肝气郁结之胁肋胀痛、乳房胀痛、月经不调等症，为妇科调经之要药。故本题选 C。

24. 解析： 车前子能利水湿，分清浊而止泻，即"利小便而实大便"，尤宜于大便水泻，小便不利者，可单用本品研末，米饮送服；若暑湿泄泻，可与香薷、茯苓、猪苓等同用，如车前子散（《杨氏家藏方》）；若脾虚湿胜之泄泻，可与白术、薏苡仁等同用。

26. 解析： 芒硝的功效为泻下通便，润燥软坚，清火消肿。应用：实热积滞，腹满胀痛，大便燥结；肠痈腹痛；乳痈，痔疮肿痛，咽痛口疮，目赤肿痛。故本题选 B。

27. 解析： 黄连的功效为清热燥湿，泻火解毒。胡黄连功效为退虚热，除疳热，清湿热。地骨皮功效为凉血除蒸，清肺降火；银柴胡功效清虚热，除疳热；柴胡功效为解表退热，疏肝解郁，升举阳气，截疟。故本题选 B。

28. 解析：槐花散的功效是清肠止血，疏风行气。方中荆芥穗辛散疏风，微温不燥，炒用能入血分而止血。故本题选 B。

32. 解析：炙甘草汤的功效是益气滋阴，通阳复脉。主治：①阴血不足，阳气虚弱，心脉失养证。症见脉结代，心动悸，虚羸少气，舌光少苔，或质干而瘦小者。②虚劳肺痿。症见干咳无痰，或咳吐涎沫，量少，形瘦短气，虚烦不眠，自汗盗汗，咽干舌燥，大便干结，脉虚数。故本题选 D。

34. 解析：厚朴温中汤的功效是行气除满，温中燥湿。主治脾胃气滞寒湿证。表现为脘腹胀满或疼痛，不思饮食，舌苔白腻，脉沉弦。故本题选 D。

35. 解析：至宝丹的功效为清热开窍，化浊解毒，主治痰热内闭心包证。以化浊开窍为主，清热解毒为辅。安宫牛黄丸的功效为清热解毒，豁痰开窍，主治邪热内陷心包证。以清热解毒为主，意在驱邪外出，"使邪火随诸香一齐俱散也"。故本题选 A。

37. 解析：肺痈恢复期的病机为邪毒渐去，肺体损伤，阴伤气耗，或为邪恋正虚。A 属于溃脓期的病机，B 属于成痈期的病机，C 属于初期的病机。故本题选 D。

38. 解析：由"咳嗽痰少，口燥咽干，颧红盗汗"，可见久病咳喘，损伤肺阴；"腰膝酸软"显示久病及肾；"形体消瘦，颧红盗汗"可见虚热内生；"舌红少苔，脉细数"显示阴虚内热；故该患者病机属肺肾阴虚。故本题选 C。

39. 解析：腹中雷鸣切痛可辨病为腹痛；胸胁逆满，呕吐，舌苔白，脉沉紧可辨证为寒邪内阻证。治当散寒温里，理气止痛，方用良附丸合正气天香散加减。若

寒重，痛势剧烈，可加入附子辛热通阳，散寒止痛，可用附子粳米汤治疗。故本题选 C。

40. 解析：根据患者症状，咳嗽、咳血、潮热、盗汗，辨病为肺痨；午后手足心热，皮肤干灼，舌质红苔薄，脉细数，辨证为肺阴亏损证。本证由阴虚肺燥，肺失滋润，肺伤络损所致。故本题选 A。

42. 解析：新加黄龙汤功用：泄热通便，滋阴益气。主治：热结里实，气阴不足证。症见大便秘结，腹中胀满而硬，神倦少气，口干咽燥，唇裂舌焦，苔焦黄或焦黑燥裂，脉沉细。故本题选 D。

43. 解析：根据患者症状可诊断为气厥虚证，本证由元气素虚，清阳不升，神明失养所致。治法为补气，回阳，醒神，方用生脉注射液、参附注射液、四味回阳饮。故本题选 D。

44. 解析：根据患者症状，呕吐鲜血，夹杂食物残渣，脘腹胀满，口干便秘，大便色黑，舌红苔黄腻，脉滑数，辨证为吐血之胃热壅盛证，代表方用泻心汤合十灰散。故本题选 B。

45. 解析：患者不寐多梦半年，诊断为不寐。肝郁化火，上扰心神，故见急躁易怒，头晕耳鸣；口干苦，便秘溲赤，舌红苔黄，脉弦数为肝中实火的表现。辨证为肝火扰心证。治法为疏肝泻火，镇心安神，方用龙胆泻肝汤加减。故本题选 C。

46. 解析：根据患者症状，眩晕耳鸣，目干畏光，肢体麻木，急躁易怒，舌红苔少，脉细，辨证为虚劳之肝阴虚，代表方用补肝汤。故本题选 C。

47. 解析：患者关节红肿，触之灼热，辨病为痹证；痛剧如刀割，筋脉拘急抽掣，入夜尤甚，壮热烦渴，舌红少津，脉弦数，

辨证为热毒炽盛证，治法为清热解毒，凉血止痛，方用五味消毒饮合犀黄丸。故本题选 D。

48. 解析：患者项背强直，角弓反张，辨病为痉证；高热烦躁，神昏谵语，舌质红绛，苔黄少津，脉细数，辨证为肝经热盛证。本证病机为邪热炽盛，动风伤津，筋脉失和。治法为清肝潜阳，息风镇痉，方用羚角钩藤汤加减。故本题选 B。

50. 解析：根据患者症状可诊断为悬饮之饮停胸胁证，本证病机为饮停胸胁，脉络受阻，肺气郁滞。治法为泻肺祛饮，方用椒目瓜蒌汤合十枣汤或控涎丹加减。故本题选 D。

51. 解析：根据患者症状，可辨为癃闭之膀胱湿热证，治法为清利湿热，通利小便。故本题选 C。

52. 解析：根据足少阴肾经的循行"上股内后廉，贯脊属肾络膀胱"，可治疗前阴病；"进入肺，沿喉咙，到舌根两旁"，可治疗咽喉病；"循内踝后，别入跟中"，可治疗足跟病。故本题选 C。

53. 解析：开阖补泻：出针后迅速按针孔为补法；出针时摇大针孔而不按为泻法。捻转补泻：针下得气后，捻转角度小，用力轻，频率慢，操作时间短，结合拇指向前、食指向后（左转用力为主）者为补法。捻转角度大，用力重，频率快，操作时间长，结合拇指向后、食指向前（右转用力为主）者为泻法。迎随补泻：进针时针尖随着经脉循行去的方向刺入为补法，针尖迎着经脉循行来的方向刺入为泻法。平补平泻：进针得气后均匀地提插、捻转后即可出针。故本题选 A。

54. 解析：太溪主治：①头痛、目眩、失眠、健忘、遗精、阳痿等肾虚证；②咽喉肿痛、齿痛、耳鸣、耳聋等阴虚性五官病证；③咳嗽、气喘、咯血、胸痛等肺部疾患；④消渴，小便频数，便秘；⑤月经不调；⑥腰脊痛，下肢厥冷。大钟主治：①痴呆；②癃闭，遗尿，便秘；③月经不调；④咯血，气喘；⑤腰脊强痛，足跟痛。水泉主治：①月经不调、痛经、经闭、阴挺等妇科病证；②小便不利。涌泉主治：①昏厥、中暑、小儿惊风、癫狂痫等急症及神志病证；②头痛，头晕，目眩，失眠；③咯血、咽喉肿痛、喉痹等肺系病证；④大便难，小便不利；⑤奔豚气；⑥足心热。故本题选 D。

56. 解析：患者咳嗽频发，辨病为咳嗽，少痰质黏，常感痰滞咽喉而咯之难出，胸胁胀痛，症状可随情绪波动而增减，咽干口苦，舌红，苔薄黄，脉弦数，辨证为肝火犯肺证。故本题选 D。

57. 解析：咳嗽肝火犯肺证治法为清肝泻肺，顺气降火，方用黛蛤散合泻白散加减。故本题选 B。

58. 解析：若患者出现肝气郁滞，胸闷气逆，加瓜蒌、桔梗、枳壳、旋覆花利气降逆。故本题选 A。

59. 解析："虹膜黄染，皮肤变黄"可辨病为黄疸。由它病迁延日久而发，又"口淡不渴，头身困重，脘腹胀满，大便溏，舌淡苔腻，脉沉迟"，故可辨证为阴黄之寒湿阻遏证。此证是由于中阳不振，寒湿滞留，肝胆失于疏泄所致。故本题选 C。

60. 解析：黄疸之寒湿阻遏证的代表方为茵陈术附汤（A 对）。阳黄之热重于湿证宜选茵陈蒿汤（B 错）。黄疸消退后的调治之湿热留恋证宜选茵陈四苓散（D 错）。气滞血瘀证宜选逍遥散合鳖甲煎丸加减（C 错）。故本题选 A。

61. 解析：患者经上述治疗后黄染逐渐消退，仍见脘腹痞闷，肢倦乏力，胁肋隐痛，不欲饮食，舌苔薄白，脉弦。说明病程已进入黄疸病消退期，结合症状及舌脉，可辨证为肝脾不调证，治宜调和肝脾，理气助运。方选归芍六君子汤。故本题选 B。

62. 解析：根据患者症状，高热，寒战，壮热不退，咳嗽气急，左侧胸部剧痛，咳吐大量黄绿色痰，自觉喉间有腥味，口干咽燥，舌红苔黄腻，脉洪数，辨证为肺痈成痈期。故本题选 B。

63. 解析：根据患者症状，辨证为肺痈之成痈期，治法为清肺解毒，化瘀消痈。故本题选 C。

64. 解析：根据患者症状，辨证为肺痈之恢复期，代表方为沙参清肺汤。故本题选 C。

65. 解析：患者腹部包块明显，质地较硬，固定不移，辨病为积证；刺痛，形体消瘦，纳谷减少，面色晦暗黧黑，经闭不行，舌质紫暗，脉细涩，辨证为瘀血内结证。故本题选 C。

66. 解析：积证瘀血内结证的治法为祛瘀软坚，佐以扶正健脾。故本题选 B。

67. 解析：积证瘀血内结证方用膈下逐瘀汤合六君子汤加减。若包块疼痛加重，加五灵脂、延胡索、佛手片活血行气止痛。故本题选 A。

68. 解析：突发头晕目眩，言语不利，左侧肢体痿软无力，口黏痰多，腹胀便秘，舌红，苔黄腻，脉弦滑，可辨证为中风之中经络，针灸治疗时应首选督脉、手厥阴及足太阴经穴。故本题选 C。

69. 解析：根据患者症状，可辨证为中风之痰热腑实证。针刺治疗时主穴为水沟、内关、三阴交、极泉、尺泽、委中，配穴为曲池、内庭、丰隆。故本题选 B。

70. 解析：根据患者症状，可辨证为中风之痰热腑实证。曲池、内庭、丰隆可清化热痰，疏通经络。故本题选 D。

71. 解析：太阳头痛的疼痛部位在后枕部，或下连于项部。阳明头痛的疼痛部位以前额、眉棱骨、鼻根部为主。少阳头痛的疼痛部位在侧头部，多见于单侧。厥阴头痛的疼痛部位在颠顶部，或连于目系。故本题选 A。

72. 解析：根据患者症状，头枕部疼痛下连于项，肩背不适，舌质淡红，苔薄白，脉弦，可辨证为太阳头痛。太阳头痛，应选择的主穴为天柱、后顶、阿是穴、后溪、申脉。故本题选 C。

73. 解析：若头痛迁延日久，痛处固定不移，痛如锥刺，舌暗，脉细涩，可辨证为瘀阻脑络，配穴可选用血海、膈俞。故本题选 C。

74. 解析：医学伦理学是运用一般伦理学的原则和道德原则来研究、解决和调整医疗实践与医学科学发展中人们的道德关系和行为准则的科学。它以医务工作者道德为主要研究对象，并对医学发展中出现的各种医学道德现象、道德问题进行研究。而伦理学的产生、发展及其规律不是医学伦理学的研究内容。故本题选 A。

78. 解析：公益论指主张人们在进行道德评价时，应当从社会、人类和后代的利益出发，从整体和长远的角度来评价人们的行为，只有符合人类的整体利益和长远利益的行为，也就是说，公正合理的分配医疗活动中利益的行为才是道德的一种伦理观。而人人享有最基本的医疗权利不属于公益论原则的范畴。故本题选 A。

80. 解析：临床科研成果应用的道德要求包括立志献身医学科研工作，不谋私利，以人民利益为重，科研成果应用为社会和全人类负责。而科研成果应用增加经济效益不属于临床科研成果应用道德要求的范畴。故本题选 D。

81. 解析：药物治疗中的道德要求包括对症下药，剂量安全；合理配伍，细致观察；节约费用，公正分配；严守法规，接受监督。故本题选 A。

82 ~ 83. 解析：肾的生理功能：主藏精；主水；主纳气。故 82 题选 B。肺的生理功能：主气司呼吸；主行水；朝百脉，主治节。故 83 题选 C。

84 ~ 85. 解析：火热为阳邪，其性燔灼趋上。火性趋上，火热之邪易侵害人体上部，尤以头面部多见。故 84 题选 B。湿性趋下，易袭阴位。湿邪为重浊有质之邪，类水属阴而有趋下之势，人体下部亦属阴，同类相求，故湿邪为病，多易伤及人体下部。故 85 题选 A。

86 ~ 87. 解析：点刺舌主脏腑热极或血分热盛。裂纹舌常见于邪热炽盛、阴液亏虚、血虚不润、脾虚湿浸、先天性舌裂等。故 86 题选 C，87 题选 A。

88 ~ 89. 解析：上焦病证的临床表现：发热，微恶风寒，头痛，鼻塞，咳嗽，微汗，口干，舌边尖红，脉浮数；或身热烦渴，咳嗽，气喘，汗出，口渴，苔黄，脉数甚则高热，神昏谵语或昏愦不语，舌謇肢厥，舌质红绛。故 88 题选 A。下焦病证的临床表现：低热，手足心热甚于手足背，口干舌燥，颧赤，耳聋，神倦，舌红少苔，脉虚数；或手足蠕动，心中憺憺大动，甚则时时欲脱。故 89 题选 B。

90 ~ 91. 解析：重楼味苦，性微寒；有小毒，归肝经；功效：清热解毒、消肿止痛、凉肝定惊。漏芦味苦，性寒，归胃经；功效：清热解毒，消痈散结，通经下乳，舒筋通脉。故 90 题选 C，91 题选 D。

92 ~ 93. 解析：地榆的功效是凉血止血，解毒敛疮。可用于便血，痔血，血痢，崩漏；水火烫伤，痈肿疮毒，湿疹。槐花的功效是凉血止血，清肝泻火。可用于便血，痔血，血痢，崩漏，吐血，衄血；肝热目赤，头痛眩晕。故 92 题选 B，93 题选 A。

94 ~ 95. 解析：清瘟败毒饮的功用是清热解毒、凉血泻火，主治温病气血两燔证，其火性上炎，桔梗则可"载药上行"以助清热之力。故 94 题选 A。天王补心丹的功用是滋阴养血，补心安神，主治阴虚血少，神志不安证，方中配桔梗为舟楫，载药上行，以使药力上入心经，为使药。故 95 题选 A。

96 ~ 97. 解析：温经汤功用是温经散寒，养血祛瘀。方中吴茱萸辛热，入肝肾而走冲任，散寒行气止痛。故 96 题选 C。四神丸功用是温肾暖脾，固肠止泻。主治脾肾阳虚之五更泻。方中佐以吴茱萸温脾暖肾以散阴寒。故 97 题选 D。

98 ~ 99. 解析：风燥咳嗽可见干咳无痰，或痰少而黏，不易咳出，或痰中带有血丝，咽喉干痛，口鼻干燥，初起或伴有少许恶寒，身热头痛，舌尖红，苔薄白或薄黄而干，脉浮数或小数。故 98 题选 B。咳嗽肺阴虚证可见干咳无痰，或痰少而黏，不易咳出，或痰中带血，声音嘶哑，口燥咽干，形体消瘦，五心烦热，潮热盗汗，两颧潮红，舌红少苔乏津，脉细数。故 99 题选 C。

100 ~ 101. 解析：尿浊见小便混浊如米

沥水，排尿时无疼痛滞涩感。故 100 题选 B。血淋小便频急，热涩刺痛，尿色紫红，或夹有血块，小腹胀满疼痛，舌尖红，苔黄，脉滑数。故 101 题选 C。

102～103. 解析： 足厥阴肝经的五输穴：井穴大敦，荥穴行间，输穴太冲，经穴中封，合穴曲泉。故 102 题选 B，103 题选 D。

104～105. 解析： 募穴分布在胸腹部相关经脉上，又称为"腹募穴"和"前募穴"。膀胱的募穴为中极，小肠的募穴为关元。石门为三焦的募穴，气海不为特定穴，非任何脏腑的募穴。故 104 题选 B，105 题选 A。

106. 解析： 中医学理论体系是以气一元论和阴阳五行学说为哲学基础，以象思维、系统思维和变易思维为主要思维模式，以整体观念为指导思想，以藏象、经络和精气血津液神等为理论核心，以辨证论治为诊疗特点，包括理、法、方、药在内的医学理论体系。故本题选 ABC。

107. 解析： 脾气上升，包括脾主升清及升举内脏。当脾升举无力时，脾气下陷，表现为久泻脱肛，甚则内脏下垂，如腹部坠胀。故本题选 BC。

108. 解析： 奇恒之腑形态似腑，多为中空的管腔或囊状器官；功能似脏主藏精气而不泻。故本题选 BD。

109. 解析： 肺主气司呼吸；主行水；朝百脉。肾主藏精，主水，主纳气。肺与肾的关系，主要表现在津液代谢、呼吸运动及阴阳互资三个方面。故本题选 AC。

110. 解析： 气对津液的作用主要体现在气能生津、气能行津和气能摄津三个方面。气生津体现了气的气化功能；气能行津体现了气的推动功能；气摄津体现了气的固摄功能。故本题选 BD。

111. 解析： 十二别络加强了十二经脉中相为表里的两条经脉之间的联系；对其他络脉有统率作用，加强了人体前、后、侧面的统一联系；灌渗气血以濡养全身。故本题选 BCD。

112. 解析：《灵枢·经脉》中说："胃足阳明之脉，起于鼻，交頞中，旁约太阳之脉，下循鼻外，入上齿中，还出夹口，环唇，下交承浆，却循颐后下廉，出大迎，循颊车，上耳前，过客主人，循发际，至额颅。其支者：从大迎前，下人迎，循喉咙，入缺盆，下膈，属胃，络脾。其直者：从缺盆下乳内廉，下夹脐，入气街（B 对）"中。其支者：起于胃口，下循腹里，下至气街中而合。以下髀关、抵伏兔，下膝膑中，下循胫外廉，下足跗，入中指内间。其支者：下膝三寸而别，下入中指外间。其支者：别跗上，入大指间，出其端（D 对）"。故本题选 BD。

113. 解析： 寒从中生，又称"内寒"，是指机体阳气虚衰，温煦气化功能减退，虚寒内生，或阴寒之气弥漫的病理变化。因先天禀赋不足，阳气素虚，或久病伤阳，或外感寒邪，过食生冷，损伤阳气，以致阳气虚衰。阳气虚衰，不能制阴祛寒，故阴寒内盛。内寒的病机主要与脾肾阳虚有关。脾为气血生化之源，脾阳能达于肌肉四肢。肾阳为人身阳气之根，能温煦全身脏腑形体。故脾肾阳气虚衰，则温煦失职，最易表现虚寒之象，而尤以肾阳虚衰为关键。故本题选 AB。

114. 解析： 阴气具有凉润、抑制、宁静等作用，阴气的病理性亢盛以寒、静、湿为其特点，如形寒肢冷、蜷卧、舌淡而润、脉迟等，即是阴气偏盛的具体表现。故本题选 ABC。

115. 解析： 对阴虚不足以制阳而致阳气相对偏亢的虚热证，治宜滋阴以抑阳，即唐代王冰所谓"壮水之主，以制阳光"（《素问·至真要大论》注语），《素问·阴阳应象大论》称之为"阳病治阴"。对于阴偏衰的虚热证的治疗，明代张介宾还提出了阳中求阴的治法，见于《景岳全书．新方八阵》："善补阴者，必于阳中求阴，则阴得阳升而泉源不竭。"即补阴时适当佐以补阳药，谓之阳中求阴。故本题选 BCD。

116. 解析：导致低热的原因有气虚发热、血虚发热、阴虚发热、气郁发热以及气阴两虚发热。故本题选 ACD。

117. 解析：短缩舌可见于寒凝筋脉，气血俱虚，痰浊内蕴，热盛伤津；强硬舌多见于热入心包，高热伤津，风痰阻络；苔焦黄而燥多见于邪热伤津，燥结腑实之证；苔灰黑而干多见于热性病，多由黄苔转变。以上舌象均可见于热盛伤津，故本题选 ABCD。

118. 解析：舌苔润泽有津，干湿适中，称为润苔；舌苔干燥，望之干枯，扪之无津，甚则舌苔干裂，称为燥苔。润、燥苔主要反映津液的盈亏和输布情况。故本题选 AB。

119. 解析：胖大舌多主水湿，痰饮内停。瘦薄舌多主气血两虚、阴虚火旺。舌嫩色淡白主气血不足或阳气亏虚。芒刺舌主脏腑热极，或血分热盛。故本题选 BC。

120. 解析：若头汗兼见心胸烦闷，口渴面赤，多因上焦热盛，迫津外泄；若兼见身重倦怠，胃脘痞满，多因中焦湿热蕴结，湿郁热蒸，迫津上越；若兼见四肢厥冷，气喘脉微，多因元气将脱，阴阳离绝，虚阳上越，津随阳泄。故本题选 ABD。

121. 解析：心脾两虚证的临床表现为心悸怔忡，头晕，多梦，健忘，食欲不振，腹胀，便溏，神疲乏力，或见皮下紫斑，女子月经量少色淡、淋沥不尽，面色萎黄，

舌淡嫩，脉弱。故本题选 BCD。

122. 解析：风热犯肺证的临床表现为咳嗽，痰稠色黄，发热微恶风寒，鼻塞流浊涕，口干微渴，咽喉肿痛，舌尖红，苔薄黄，脉浮数。故本题选 ABC。

123. 解析：表实寒证即外感寒邪所致，如风寒束表证；表实热证即外感热邪所致，如风热袭表证；里虚寒多见于脏腑阳气虚衰而出现的证候，临床多见，如心阳虚证、脾阳虚证、肾阳虚证等。故本题选 BCD。

124. 解析：肝火上炎的临床表现：头晕胀痛，面红目赤，急躁易怒，或胁肋灼痛，或耳鸣耳聋，或耳内肿痛流脓，或失眠多梦，或吐血、衄血，口苦咽干，大便秘结，小便短黄，舌质红，舌苔黄，脉弦数。肝阳上亢的临床表现：头目胀痛，眩晕耳鸣，面红口赤，急躁易怒，失眠多梦，腰膝酸软，头重脚轻，舌红，脉弦或弦细数。故本题选 ABC。

128. 解析：冬虫夏草甘，平；归肝、肾经；功效为补肾益肺，止血化痰。鹿茸甘、咸，温；归肾、肝经；功效为壮肾阳，益精血，强筋骨，调冲任，托疮毒。蛤蚧咸，平；归肺、肾经；功效为补肺益肾，纳气平喘，助阳益精。核桃仁甘，温；归肾、肺、大肠经；功效是补肾，温肺，润肠。故本题选 ACD。

130. 解析：南瓜子的功效是杀虫，可用治绦虫病。雷丸的功效是杀虫消积，善驱绦虫。槟榔的功效是杀虫，消积，行气，利水，截疟，可用于驱杀绦虫、蛔虫、蛲虫、钩虫、姜片虫等。木香的功效是行气止痛，健脾消食，属于理气药，无驱虫之功。故本题选 ABC。

131. 解析：石决明的功效是平肝潜阳、清肝明目；珍珠母的功效是平肝潜阳、安神定惊、明目退翳。B、C 均符合题意。故

本题选 BC。

133. 解析：川楝子的功效为疏肝泄热，行气止痛，杀虫；香附的功效为疏肝解郁，理气宽中，调经止痛；青皮的功效为疏肝破气，消积化滞；柴胡的功效为疏散退热，疏肝解郁，升举阳气。四味药均具有疏肝的作用，故本题选 ABCD。

134. 解析：独活可治疗：①风寒湿痹，腰膝疼痛；②外感风寒挟湿所致的头痛头重，一身尽痛；③少阴伏风头痛。故本题选 BCD。

135. 解析："七情"者，除单行，其余六方面均为配伍关系，其中相须、相使两个方面属于增强疗效的配伍关系；相畏、相杀两个方面属于降低或消除毒副作用的配伍关系；相恶、相反两个方面属于避免配伍（配伍禁忌）的配伍关系。因此，相须、相使、相畏、相杀属于可以运用于临床的配伍关系，而相恶、相反属于不可以运用于临床的配伍关系。故本题选 ABCD。

136. 解析：温脾汤的药物组成为当归、干姜、附子、人参、芒硝、大黄、甘草。四逆散的药物组成为甘草、枳实、柴胡、芍药。理中丸的药物组成为人参、干姜、炙甘草、白术。健脾丸的药物组成为白术、木香、黄连、甘草、白茯苓、人参、神曲、陈皮、砂仁、麦芽、山楂、山药、肉豆蔻。故本题选 BD。

137. 解析：温胆汤的方歌"温胆夏茹枳陈助，佐以茯草姜枣煮，理气化痰利胆胃，胆郁痰扰诸症除"。其药物组成为半夏、竹茹、枳实、陈皮、甘草、茯苓。清气化痰丸的方歌"清气化痰胆星蒌，夏芩杏陈枳实投，茯苓姜汁糊丸服，气顺火清痰热疗"。其药物组成为陈皮、杏仁、枳实、黄芩、瓜蒌仁、茯苓、胆南星、制半夏。故本题选 ABC。

138. 解析：羚角钩藤汤的药物组成为羚角片、霜桑叶、京川贝、鲜生地、双钩藤、滁菊花、茯神木、生白芍、生甘草、淡竹茹。天麻钩藤饮的药物组成为天麻、钩藤、石决明、山栀、黄芩、川牛膝、杜仲、益母草、桑寄生、夜交藤、朱茯神。清燥救肺汤的药物组成为桑叶、石膏、甘草、人参、胡麻仁、真阿胶、麦门冬、杏仁、枇杷叶。补肺阿胶汤的药物组成为阿胶、牛蒡子、甘草、马兜铃、杏仁、糯米。故本题选 AC。

140. 解析：犀角地黄汤的方歌"犀角地黄芍药丹，血升胃热火邪干，斑黄阳毒皆堪治，或益柴芩总伐肝"。其药物组成为犀角、生地黄、芍药、牡丹皮。青蒿鳖甲汤的方歌"青蒿鳖甲知地单，热伏阴分仔细看，夜热早凉无汗出，养阴透热服之安"。其药物组成为青蒿、鳖甲、细生地、知母、丹皮。故本题选 AD。

143. 解析：清热剂适用于里热证。里热又分在气分、血分及脏腑之区别，又有实热、虚热之分。阳明经热盛证、热入营血证属于里实热证，气阴虚内热证属于虚热证。故本题选 ABC。

144. 解析：甘露消毒丹主治湿温时疫，邪在气分，湿热并重证。症见发热倦怠，胸闷腹胀，肢酸咽痛，身目发黄，颐肿口渴，泄泻淋浊。故本题选 ABCD。

145. 解析：活络效灵丹的药物组成为当归、丹参、乳香、没药。七厘散的药物组成为血竭、麝香、冰片、乳香、没药、红花、朱砂、儿茶。仙方活命饮的药物组成为白芷、贝母、防风、赤芍、当归尾、甘草、皂角刺、穿山甲、天花粉、乳香、没药、金银花、陈皮。犀黄丸的药物组成为犀黄、麝香、乳香、没药、黄米饭。故本题选 ABCD。

146. 解析：虚体感冒分为气虚感冒、

阳虚感冒、阴虚感冒。治法分别为益气解表、助阳解表、滋阴解表。故本题选BCD。

147. 解析: 肺胀正气欲脱时应扶正固脱,救阴回阳,故本题选CD。

149. 解析: 湿热泄泻临床表现为泄泻腹痛,泻下急迫,或泻而不爽,粪色黄褐,气味臭秽,肛门灼热,烦热口渴,小便短黄,舌质红,苔黄腻,脉滑数或濡数。故本题选ACD。

150. 解析: 内伤发热之血瘀发热证的临床表现:午后或夜晚发热,或自觉某些部位发热,口燥咽干,但不多饮,肢体或躯干有固定痛处或肿块,面色萎黄或晦暗,或肌肤甲错,舌质青紫或有瘀点、瘀斑,脉弦或涩。故本题选ABD。

151. 解析: 消渴病生活调摄具有十分重要的意义,节制饮食具有基础治疗的重要作用。在保证机体合理需要的情况下,应限制粮食、油脂的摄入,忌食糖类,养成定时定量进餐的习惯。戒研究、浓茶及咖啡等。保持情志平和,生活起居规律。故本题选ACD。

152. 解析: 头痛的基本病机可以归纳为不通则痛和不荣则痛。外感头痛为外邪上扰清窍,壅滞经络,络脉不通。内伤头痛与肝、脾、肾三脏的功能失调有关。故本题选ABC。

153. 解析: 根据症状诊断为感冒之风热犯表证,治法为辛凉解表,代表方为银翘散或葱豉桔梗汤加减。故本题选AD。

155. 解析: 郁证以气、血、湿、痰、火、食六郁邪实为主。分为以下证型:肝气郁结证、气郁化火证、痰气郁结证、心神失养证、心脾两虚证、心肾阴虚证。实证病程较短,常见为前三种。故本题

选ABD。

156. 解析: 癃闭是以小便量少,排尿困难,甚则小便闭塞不通为主症的病证。若小腹胀急,小便点滴不下,可采用下列内外治法应急处理:单方验方,如口服倒换散等;外敷法,食盐、独头蒜等;取嚏或探吐法;针灸推拿;导尿法。故本题选ABD。

159. 解析: 腰扭伤痛在脊柱正中者为督脉病证,宜配水沟或后溪。故本题选CD。

161. 解析: 地机为足太阴脾经的郄穴;孔最为手太阴肺经的郄穴;外丘为足少阳胆经的郄穴;间使为手厥阴心包经的原穴、经穴。故本题选ABC。

163. 解析: 次髎主治月经不调,痛经,带下,癃闭,阴挺,遗尿,阳痿,疝气,腰骶痛,下肢痿痹;肾俞主治头晕,耳鸣,耳聋,气喘,腰痛,慢性腹泻,遗尿,遗精,阳痿,月经不调;胃俞主治胃痛,呕吐,腹胀,肠鸣;志室主治遗精,阳痿,癃闭,遗尿,水肿,腰脊强痛。故本题选AB。

164. 解析: 胃痛痛在腹部,而太冲穴在足背,第1、2跖骨结合部之前凹陷中,属于远部取穴。辨证取穴,指根据疾病的证候特点,分析病因病机而辨证选取穴位的方法,肝火犯胃型胃痛取太冲穴泻肝胆实火,和胃止痛。B、C均符合题意。故本题选BC。

165. 解析: 寒凝血滞的经闭属于实证,根据"实则泻之"的原则,毫针针刺当用泻法。其病因为寒,用艾灸能助阳散寒,使阳气得复,寒邪乃散。故本题选AC。

冲刺试卷（三）参考答案

1. B	2. D	3. A	4. C	5. A
6. D	7. D	8. B	9. C	10. C
11. D	12. C	13. C	14. B	15. D
16. B	17. D	18. B	19. A	20. C
21. D	22. B	23. B	24. B	25. D
26. C	27. C	28. D	29. A	30. B
31. B	32. C	33. B	34. D	35. B
36. A	37. D	38. D	39. A	40. D
41. A	42. C	43. C	44. A	45. D
46. D	47. C	48. C	49. D	50. A
51. C	52. D	53. A	54. C	55. D
56. A	57. C	58. B	59. D	60. B
61. C	62. D	63. C	64. A	65. B
66. D	67. C	68. C	69. D	70. D
71. D	72. B	73. D	74. D	75. D
76. D	77. D	78. D	79. C	80. A
81. C	82. B	83. D	84. A	85. D
86. D	87. B	88. C	89. D	90. A
91. C	92. B	93. C	94. D	95. D
96. D	97. A	98. B	99. A	100. C
101. A	102. D	103. C	104. A	105. C
106. BC	107. BCD	108. ABCD	109. ACD	110. BCD
111. BCD	112. ABCD	113. ABCD	114. ABCD	115. ABCD
116. ABD	117. CD	118. ABCD	119. AD	120. ABCD
121. ABC	122. BD	123. AD	124. ABC	125. AC
126. ABCD	127. AB	128. ABD	129. ABCD	130. CD
131. BC	132. ABCD	133. BCD	134. ABCD	135. ABCD
136. ABCD	137. AC	138. ABC	139. ACD	140. ABC
141. CD	142. AD	143. ABC	144. CD	145. ACD
146. ABC	147. ACD	148. AD	149. ABC	150. BCD
151. ABCD	152. ABCD	153. BD	154. ABCD	155. ABCD
156. ACD	157. ACD	158. CD	159. ABCD	160. AC
161. ABCD	162. ABD	163. ACD	164. ACD	165. BCD

冲刺试卷（三）解析

2. 解析：饮食物是人出生后所需营养的主要来源，是生成精、气、血、津液的主要物质基础，而饮食物的消化及其精微的吸收、转输都由脾所主，脾气将饮食物化为水谷精微，为化生精、气、血、津液提供充足的原料，为"气血生化之源"。故本题选 D。

3. 解析：气的运动变化可分为气机和气化。所谓气机，是指气的运动。其运动的形式主要表现为升、降、出、入。所谓气化，是指通过气的运动而产生的各种变化。具体地说，是指人体精、气、血、津液各自的代谢及其相互转化。故本题选 A。

4. 解析：肝主疏泄的中心环节是调畅气机。肝气疏通、畅达全身气机，使脏腑经络之气的运行畅通无阻，升降出入运动协调平衡，从而维持了全身脏腑、经络、形体、官窍等功能活动的有序进行。故本题选 C。

5. 解析：肾主水，是指肾气具有主司和调节全身水液代谢的功能。"肾者水藏，主津液。"肺、脾、肾三脏都在津液代谢中起着重要作用，其中最重要的还是肾的蒸腾气化。故本题选 A。

6. 解析：《灵枢·经脉》中说"足阳明胃经之脉……气盛则身以前皆热，其有余于胃，则消谷善饥，溺色黄；气不足则身以前皆寒栗，胃中寒则胀满"。故本题选 D。

7. 解析：燥邪的致病特点为燥性干涩、易伤津液、燥易伤肺，而病程缠绵是湿邪的致病特点。故本题选 D。

8. 解析：肾的生理功能为藏精，主生长发育与生殖；主水、主纳气。故本题选 B。

9. 解析：以补开塞：用补益药物来治疗具有闭塞、不通症状的虚证，适用于因体质虚弱而出现闭塞症状的真虚假实证，主要是针对病证虚损不足的本质而治，也可称为塞因塞用。ABD 三项均属于真虚假实证。C 项属于气滞实证，故本题选 C。

11. 解析：濡脉浮细无力而软。微脉极细极软，按之不绝，若有若无。细脉脉细如线，但应指明显。弱脉沉细无力而软。故本题选 D。

12. 解析：润燥苔主体内津液的多少，燥苔提示体内津液已伤或津液输布障碍不能上呈舌面。水湿内蕴未伤及津液，也不影响津液输布。故本题选 C。

13. 解析：气逆证，是指气机升降失常，逆而向上，以咳喘、呕恶、头痛眩晕等为主要表现的证。临床表现为咳嗽、喘促；或呃逆，嗳气，恶心，呕吐；或头痛，眩晕，甚至昏厥，呕血。故本题选 C。

14. 解析："五轮学说"认为：瞳仁属肾，称为水轮；黑睛属肝，称为风轮；两眦血络属心，称为血轮；白睛属肺，称为气轮；眼睑属脾，称为肉轮。因此两眦赤痛，为心火上炎。故本题选 B。

15. 解析：患者为老年男性，症见咳喘多年，胸闷气短，此为肺气虚，宣降无权的表现；呼多吸少是典型的肾气虚，无以纳气的表现；动则加剧，舌淡苔薄白，脉弱，均提示肺肾气虚。故 D 对。心肺气虚证，表现为胸闷、咳嗽、气短而喘、心悸，动则尤甚，吐痰清稀，神疲乏力，声低懒言，自汗，面色淡白，舌淡苔白，甚唇青紫，脉弱或结或代。心肾阳虚证，表现为形寒肢冷，心悸怔忡，肢体浮肿，小便不利，神疲乏力，精神萎靡或嗜睡，腰膝酸冷，唇甲青紫，舌胖淡暗或青紫，苔白滑，脉弱。肺气亏虚证，表现为咳嗽无力，气短而喘，动则尤甚，咯痰清稀，声低懒言，或有自汗、畏风，易于感冒，神疲体倦，面色淡白，舌淡苔白，脉弱。故本题选 D。

16. 解析：寒滞肝脉型腹痛的病机为肝经寒凝气滞，气血运行不畅，经脉挛急。临床表现为少腹冷痛，颠顶冷痛，牵引睾丸坠胀冷痛。故本题选 B。

17. 解析：风淫证的表现是恶风，微发热，汗出，苔薄白，脉浮缓；或有鼻塞、流清涕、喷嚏，或伴咽喉痒痛、咳嗽；或突起风团，皮肤瘙痒，瘾疹；或突发肌肤麻木，口眼歪斜；或肌肉僵直、痉挛、抽搐；或肢体关节游走作痛；或新起面睑、肢体浮肿等。故本题选 D。

18. 解析：吐势徐缓，声音微弱，呕吐物清稀者，多属虚寒证。常因脾胃阳虚，脾失健运，胃失和降，胃气上逆所致。故本题选 B。

19. 解析：薄荷主治风热感冒，风温初起，头痛眩晕，目赤多泪，喉痹，咽喉肿痛，口舌生疮，麻疹不透，风疹瘙痒等。故本题选 A。

20. 解析：硼砂外用清热解毒，内服清肺化痰，主治咽喉肿痛，口舌生疮，目赤翳障，痰热咳嗽等。故本题选 C。

21. 解析：丝瓜络的功效：祛风、通络、活血、下乳。应用：①风湿痹痛，筋脉拘挛；②胸胁胀痛；③乳汁不通，乳痈

肿痛。臭梧桐的功效：祛风湿，通经络，平肝。应用：①风湿痹证；②中风半身不遂；③风疹，湿疮；④肝阳上亢，头痛眩晕。络石藤的功效：祛风通络，凉血消肿。应用：①风湿热痹，筋脉拘挛，腰膝酸痛；②喉痹，痈肿；③跌仆损伤。路路通的功效：祛风活络，利水，通经。应用：①风湿痹痛，麻木拘挛，中风半身不遂；②水肿胀满；③跌打损伤；④经行不畅，经闭；⑤乳少，乳汁不通。故本题选 D。

22. 解析：郁金的功效为活血止痛，行气解郁，清新凉血，利胆退黄，故本题选 B。

23. 解析：枳实属于理气药，味苦、辛、酸、微寒；归脾、胃经。功效为破气消积，化痰除痞。可用于治疗积滞内停，痞满胀痛，泻痢后重，大便不通；痰阻气滞，胸痹，结胸；脏器下垂。故本题选 B。

24. 解析：薏苡仁的功效为利水渗湿，健脾止泻，清热排脓，除痹。可用于治疗水肿，小便不利；脾虚泄泻；肺痈，肠痈；痹证，脚气。本品性偏微寒，能清热利湿，亦适用于湿热淋证。清利湿热宜生用，健脾止泻宜炒用。故本题选 B。

26. 解析：芦荟苦、寒。归肝、胃、大肠经。功效为泻下通便，清肝泻火，杀虫疗疳。故本题选 C。

27. 解析：硫黄功效：外用解毒疗疮，杀虫止痒；内服补火助阳通便。主治：①外用于疥癣、秃疮、湿疹、皮肤瘙痒、阴疽恶疮。②用于肾火衰微，下元虚冷诸证，如阳痿足冷，虚喘冷哮，虚寒便秘。可用于治疗虫积腹痛的是雄黄。故本题选 C。

29. 解析：《杨氏家藏方》的萆薢分清饮含有益智仁、川萆薢、石菖蒲、乌药；《医学心悟》的萆薢分清饮含有川萆薢、黄

柏、石菖蒲、茯苓、白术、莲子心、丹参、车前子。故本题选 A。

30. 解析：清营汤主治热邪初入营分，故用银花、连翘清热解毒，轻清透泄，使营分热邪有外达之机，促其透出气分而解，此即"入营犹可透热转气"之具体应用。故本题选 B。

31. 解析：王氏清暑益气汤方歌为"王氏清暑益气汤，善治中暑气津伤，洋参冬斛荷瓜翠，连竹知母甘粳襄"，方中用少量黄连清热泻火，以助清热祛暑之力，用知母泻火滋阴。故本题选 B。

32. 解析：百合固金汤的方歌"百合固金二地黄，玄参贝母桔甘藏，麦冬芍药当归配，喘咳痰血肺家伤"。百合固金汤的药物组成为熟地、生地、当归身、白芍、甘草、桔梗、玄参、贝母、麦冬、百合。故本题选 C。

34. 解析：半夏厚朴汤的组成：半夏、厚朴、茯苓、生姜、苏叶。枳实消痞丸的组成：干生姜、炙甘草、麦芽曲、白茯苓、白术、半夏曲、人参、厚朴、枳实、黄连。厚朴温中汤的组成：厚朴、橘皮、甘草、草豆蔻、茯苓、木香、干姜。苏子降气汤的组成：紫苏子、半夏、川当归、甘草、前胡、厚朴、肉桂、生姜、大枣。故本题选 D。

36. 解析：四物汤补血调血，为治疗营血虚滞所致诸证的基础方。冲任虚损所致妇人诸疾，凡面色无华，唇爪色淡，舌质淡，脉细弦或细涩者，均可酌情化裁使用。如气血虚弱，气不摄血，月经先期而至，量多色淡，四肢乏力，体倦神疲者，加用人参、黄芪以补气养血，适用于气血两虚的月经先期量多。故本题选 A。

37. 解析：肺痈溃脓期代表方为加味桔梗汤，如痈脓排泄不畅，脓液量少难出，可加山甲片、皂角刺以溃痈排脓，但咯血者禁用。故本题选 D。

38. 解析：根据题意，该证属不寐肝火扰心证。治宜清泻肝胆实火，清利肝经湿热、镇心安神。代表方为龙胆泻肝汤。故本题选 D。

40. 解析：患者发热头痛，恶寒无汗，口渴面赤，胸闷不舒，脉浮数可诊断为感冒之暑湿伤表证。治宜清暑祛湿解表，方用新加香薷饮加减。故本题选 D。

41. 解析：由呃逆洪亮有力可辨病为呃逆，是由胃失和降，气逆动膈所致。由心胸烦热，大便秘结可辨证为胃火上逆证。治宜攻下泻热。方用凉膈散。故本题选 A。

42. 解析：热秘若燥热不甚，或药后通而不爽者，可用青麟丸清腑缓下，以免再秘。故本题选 C。

43. 解析：由平素头晕头痛，今晨突然昏仆，半身不遂，肢体强痉辨病为中风；由面赤身热，气粗口臭，躁扰不宁，大小便闭，苔黄腻，脉弦滑数可辨证为闭证之阳闭。故本题选 C。

45. 解析：目黄、身黄辨为黄疸；黄色鲜明，辨为阳黄；而阳黄根据湿和热的偏盛程度不同分为湿重于热黄疸和热重于湿黄疸；发热口渴，心中烦躁，小便短少而黄，大便秘结，均属热盛之证，是热重于湿黄疸。故本题选 D。

46. 解析：患者心烦不寐，诊断为不寐。湿食生痰，郁痰生热，故见胸闷，泛恶嗳气，头重目眩，口苦；痰热扰动心神，故见心烦不寐；舌红苔黄腻，脉滑数为痰热内蕴之象。因此，可辨证为痰热扰心证。故本题选 D。

47. 解析： 患者两膝关节灼热红肿，汗出口渴，苔黄燥，脉滑数，均为热证之象。故本题选 C。

48. 解析： 风邪甚，项背强直，发热不恶寒，汗出，头痛者，治宜和营养津，方用栝楼桂枝汤。以桂枝汤调和营卫，解表散邪；栝楼根清热生津，和络柔筋。故本题选 C。

49. 解析： 眩晕而头重如蒙，当属眩晕范畴。患者头重如蒙，胸闷恶心，头目胀痛，心烦而悸，口苦，舌苔黄腻，脉弦滑，为痰郁化火所致，故宜用黄连温胆汤清化痰热。故本题选 D。

50. 解析： 痰饮饮留胃肠证，症见心下坚满或痛、自利，利后反快，虽利心下续坚满，或水走肠间，沥沥有声，腹满，便秘，口舌干燥，舌苔腻，色白或黄，脉沉弦或伏。治法：攻下逐饮。代表方：甘遂半夏汤或己椒苈黄丸加减。前方攻守兼施，因势利导，用于水饮在胃；后方苦辛宣泄，前后分消，用于水饮在肠，饮郁化热之证。今患者心下坚满而痛，自利，利后反快，虽利心下续坚满，应为水饮在胃。故本题选 A。

51. 解析： 患者胁腹胀满，小便点滴而下，诊断为癃闭。肝失疏泄，故见急躁易怒；肝气阻滞膀胱，水道不利，故见小便点滴而下；舌苔薄白，脉弦为肝气郁滞之象。辨证为肝郁气滞证。治法为疏利气机，通利小便，代表方为沉香散加减。故本题选 C。

52. 解析： 鱼际的主治：①咳嗽、咯血；②咽干、咽喉肿痛；③失音等肺系热性病证；④小儿疳积。鱼际配孔最、天突治哮喘发作期。故本题选 D。

54. 解析： 足太阴脾经主治月经过多，

56. 解析： 根据患者症状，右胁部疼痛剧烈，牵引肩背，偶有恶心呕吐，伴见高热，口苦且干，舌红苔黄腻，脉弦数，辨证为胁痛之肝胆湿热证。故本题选 A。

57. 解析： 根据患者症状，辨证为胁痛之肝胆湿热证。故本题选 C。

58. 解析： 根据患者症状，辨证为胁痛之肝胆湿热证，代表方为龙胆泻肝汤。故本题选 B。

59. 解析： 患者主诉双上肢肌肉瘦削无力，双臂上举费力，可诊断为痿证。根据受风寒后症状加重，神疲乏力，少气懒言，不欲饮食，小便可，大便溏，舌淡苔薄白，脉弱，可辨证为脾胃虚弱证。此证是由于脾虚不健，生化乏源，气血亏虚，筋脉失养所致。故本题选 D。

60. 解析： 该患者辨病辨证为痿证之脾胃虚弱证，证机概要为脾虚不健，生化乏源，气血亏虚，筋脉失养。治以补中益气，健脾升清。故本题选 B。

61. 解析： 患者诊断为痿证之脾胃虚弱证，治疗时宜补中益气，健脾升清，可选用参苓白术散合补中益气汤加减（C 对）。薏苡仁汤适用于着痹（A 错）。右归丸可用于治疗痿证肝肾亏损证兼见阳虚畏寒，脉沉弱者（B 错）。虎潜丸适用于痿证之肝肾亏损证（D 错）。故本题选 C。

62. 解析： 多饮、多食、多尿、消瘦，诊断为消渴。能食与消瘦并见，可判断为中消气阴两虚证。治法为益气健脾，生津止渴。代表方剂为七味白术散。故本题选 D。

63. 解析： 患者辨证为中消气阴两虚

证，治法为益气健脾，生津止渴。故本题选 C。

64. 解析： 消渴容易发生多种并发症。包括白内障、雀盲、耳聋、疮毒痈疽、肺痨、水肿、胸痹、中风等。故本题选 A。

65. 解析： 根据患者临床表现判断其证属胃痛之肝胃郁热证。故本题选 B。

66. 解析： 胃痛之肝胃郁热证治宜平逆散火，泄热和胃。代表方为化肝煎。故本题选 D。

67. 解析： 根据患者临床表现，呕血由暴怒引发，血色鲜红，伴胁痛，舌红，脉弦数，辨证此时证属血证之肝火犯胃吐血。治宜泻肝清胃，凉血止血，方用龙胆泻肝汤。

68. 解析： 患者胃脘胀痛，痛连两胁，诊断为胃痛。肝气郁结，横逆犯胃，胃气阻滞，则胃脘胀痛，痛连两胁，嗳气反酸，喜太息，苔薄白，脉弦，为肝气犯胃之象，故辨证为肝气犯胃证。故本题选 C。

69. 解析： 患者诊断为胃痛，治法为和胃止痛，主穴为足三里、中脘、内关。故本题选 D。

70. 解析： 患者辨证为胃痛肝气犯胃证，选取配穴为期门、太冲。故本题选 D。

71. 解析： 根据患者症状，右上腹绞痛，呈钻顶样疼痛，加重 2 天，痛处不能触摸，痛引肩背，恶心欲呕，可辨证为胆绞痛。治法为疏肝利胆、行气止痛；以胆的俞穴、募穴、下合穴为主。应主选的经穴是足少阳胆经穴，故本题选 D。

72. 解析： 胆绞痛治疗的主穴是胆俞、日月、阳陵泉、胆囊，故本题选 B。

73. 解析： 根据症状可辨病为蛔虫妄动。迎香穴主治鼻塞、衄血等鼻病；口歪、

面痒等口面部病证；胆道蛔虫症。根据对症选穴，虫证选四白、百虫窝等。故本题选 D。

79. 解析： 心理治疗中的道德要求心理医生熟练掌握心理治疗技巧；心理医生自身的心态健康、稳定；从心里真正树立同情、帮助病人的思想。当病人有自伤或伤害他人行为时，应及时通知家属并让病人知情坦然接受。故本题选 C。

82~83. 解析： "巨阳之厥"即太阳经厥证，其病机为脏腑经络阴阳失调，气血逆乱，升降失常。"太阳之脉，其终也，戴眼反折……"，论述的是太阳经脉气血衰竭时的表现，患者两眼上视，目睛不能转动，身背反张，手足抽搐，面色苍白，绝汗出。故 82 题选 B，83 题选 D。

84~85. 解析： 怒则气上是指怒的情志变化能够引起人体气机的上逆，临床可见肝气上逆、胃气上逆或肺气上逆；若血随气逆，则可见面红目赤、头痛头晕、胸胁胀痛，甚至呕血或昏迷等症状。由于思虑时心神凝聚，极易导致气留而不散，故过度思虑会导致气滞，即思则气结。若影响到脾，易致脾气呆滞，运化失常，则出现食欲不振、脘腹痞满等症状。故 84 题选 A，85 题选 D。

86~87. 解析： 风邪的性质和致病特征：风性轻扬开泄，易袭阳位；风性善行而数变；风性主动；风为百病之长。寒邪的性质和致病特征：寒为阴邪，易伤阳气；寒性凝滞；寒性收引。火邪的性质和致病特征：火热为阳邪，其性燔灼趋上；火热易扰心神；火热易伤津耗气；火热易生风动血；火邪易致阳性疮痈。湿邪的性质和致病特征：湿为阴邪，易伤阳气；湿性重浊；湿性黏滞，易阻气机；湿性趋下，易袭阴位。故 86 题选 D，87 题选 B。

88～89. 解析： 口干不欲饮，属阴虚证。因阴津亏虚，虚火内扰所致。故 88 题选 C。温病热入营分耗伤营阴，故渴，但热邪蒸腾营阴上承，则饮水不多，故 89 题选 D。

90～91. 解析： 旋覆花的功效为降气，消痰，行水，止呕。白前的功效为降气、消痰、止咳。前胡的功效为降气化痰，疏风清热。紫苏子的功效为降气化痰，止咳平喘，润肠通便。四药均有降气化痰的功效，而旋覆花又可降逆止呕，前胡又可宣散风热。故 90 题选 A，91 题选 C。

92～93. 解析： 紫珠的功效是凉血收敛止血，清热解毒。故 92 题选 B。血余炭的功效是收敛止血，化瘀，利尿。故 93 题选 C。

94～95. 解析： 大柴胡汤由柴胡、黄芩、芍药、半夏、枳实、大黄、大枣、生姜组成。小柴胡汤由柴胡、黄芩、人参、甘草、半夏、生姜、大枣组成。故 94 题选 D。大建中汤由蜀椒、干姜、人参组成。小建中汤由桂枝、甘草、大枣、芍药、生姜、胶饴组成。故 95 题选 D。

96～97. 解析： 复元活血汤中配伍天花粉既能入血分助诸药而消瘀散结，又可清热消肿。故 96 题选 D。天花粉在贝母瓜蒌散中清肺生津，润燥化痰。故 97 题选 A。

98～99. 解析： 黄疸后期之肝脾不调证治法为调和肝脾，理气助运，代表方为柴胡疏肝散或归芍六君子汤加减。黄疸后期之湿热留恋证治法为利湿清热，以除余邪，代表方为茵陈四苓散加减。故 98 题选 B，99 题选 A。

100～101. 解析： 小便短赤带血，头晕耳鸣，神疲，颧红潮热，腰腿酸软，舌质红，脉细数，辨证为肾虚火旺证，宜选用知柏地黄丸，故 100 题选 C。小便热赤，其色鲜红，心烦口渴，面赤口疮，夜寐不安，舌尖红，脉数，辨证为下焦湿热证，宜选用小蓟饮子，故 101 题选 A。

102～103. 解析： 少冲为心经的井穴，少府为心经的荥穴。阳经井穴属金，阴经井穴属木，手少阴心经井穴属木，荥穴属火。故 102 题选 D，103 题选 C。

104～105. 解析： 痹证主穴为阿是穴及局部经穴，行痹配血海、膈俞；着痹配阴陵泉、足三里。故 104 题选 A，105 题选 C。

106. 解析： 证具有时空性、动态性的特征，因而既存在一种病证可出现多种证的"同病异证"，也存在不同的病出现相同性质的证的"异病同治"。在诊治疾病中，要掌握同病异治和异病同治的原则。故本题选 BC。

107. 解析： 胆是中空的囊状器官，内盛胆汁。胆汁是精微物质，故胆有"中精之府"之称。胆形态中空、排泄胆汁参与消化类似六腑，但其内盛"精汁"（胆汁）则又与五脏"藏精"的生理特点相似，可见，胆具备似脏非脏、似腑非腑的特征，故又为奇恒之腑。故本题选 BCD。

108. 解析： 若脾气虚弱而不能升清，则上不得精微之滋养而见头目眩晕，精神疲惫；中有浊气停滞而见腹胀满闷；下有精微下流而见便溏、泄泻。故本题选 ABCD。

109. 解析： 脾与胃的关系主要包括水谷纳运协调、气机升降相因、阴阳燥湿相济等，体现在生理联系和病理影响两方面。故本题选 ACD。

111. 解析： 《素问·痹论》中说"营者，水谷之精气也。和调于五脏，洒陈于六腑，乃能入于脉也，故脉上下，贯五脏，络六腑也。"彪悍滑利是卫气的特点。故本题选 BCD。

112. 解析：过度安逸即过度安闲，既不参加劳动，又不运动。人体每天需要适当的活动，气血才能流畅。若长期不劳动，又不从事体育锻炼，易使人体气血运行不畅，脾胃功能减弱，气血生化减少，可出现食少、精神不振、肢体软弱，或发胖臃肿、动则心悸、气喘及汗出等，或继发他病。《素问·宣明五气》说的"久卧伤气"，就是这个道理。故本题选 ABCD。

114. 解析：形成阳偏盛的原因，多由于感受温热阳邪，或虽感受阴邪而从阳化热；也可由于情志内伤，五志过极而化火；或因气滞、血瘀、食积等郁而化热所致。故本题选 ABCD。

116. 解析：面色青黑多由经脉瘀滞，气血运行不畅，外现于面部所致，寒则经脉收引凝滞，故面青；白色总由气虚血少，或阳气虚弱，无力行血上充于面部络脉所致，故阳气暴脱之亡阳证，或阴寒凝滞之实寒证也可引起面色苍白。黑色常由血失温养，经脉拘急，气血运行不畅，面部失荣所致，故肾阳虚滞虚寒证可以使面黑淡暗。故本题选 ABD。

117. 解析：小儿食指络脉色紫红者，主内热。色鲜红者，主外感表证。色青者主风证与痛证。色淡主虚。紫黑主血络闭阻，为病危之象。故本题选 CD。

118. 解析：全舌青紫，表明瘀血较重；舌有紫色斑点者，瘀血程度较轻。舌见紫色，主病有寒热之分。绛紫色深，多系邪热炽盛；淡紫或青紫湿润，多因阴寒内盛。青紫舌还可见于某些先天性心脏病或药物、食物中毒等病。A、B、C、D 均符合题意。故本题选 ABCD。

119. 解析：A 项，大便不爽可见于湿热蕴结、肝气犯脾、食滞胃肠。其中，腹痛欲便而排出不爽，抑郁易怒者，多因肝郁脾虚，肠道气滞所致。B 项，完谷不化可见于脾肾阳虚或伤食。C 项，痢疾典型的排便表现为肛门灼热、里急后重，多因湿热阻困肠道，壅阻气机，伤及血络所致。D 项，大便溏结不调多因肝郁脾虚，肝脾不和而致。故本题选 AD。

120. 解析：新病音哑或失音者，多属实证，多因外感风寒，或风热袭肺，或痰湿壅肺，肺气不宣，清肃失职所致，即所谓"金实不鸣"。久病音哑或失音者，多属虚证，多因各种原因导致阴虚火旺，津亏肺损，或肺气不足，发声无力，致声音难出，即所谓"金破不鸣"。故本题选 ABCD。

122. 解析：二者均有脘腹胀闷、呕恶纳呆、肢体困重、面目皮肤发黄等症状。但前者性属湿热，故有舌质红、苔黄腻、脉濡数，黄疸色泽鲜明而为阳黄；而后者性属寒湿，故见舌淡，苔白腻，脉濡缓或沉细，黄疸色泽晦暗而为阴黄，无热象表现。故本题选 BD。

124. 解析：风寒束表证、风热犯肺证、燥邪犯肺证均为六淫之邪侵犯人体，风寒束表证恶寒重，发热轻，咳痰稀薄色白，舌苔薄白而润；风热犯肺证发热，微恶风寒，咳嗽，痰稠色黄，苔薄黄；燥邪犯肺证干咳无痰，或痰少而黏，难以咳出，发热恶风寒，苔薄干。故本题答案为 ABC。

126. 解析：山茱萸的功效是补益肝肾，收涩固脱。肉桂的功效是补火助阳，散寒止痛，温通经络，引火归元。吴茱萸的功效是散寒止痛，降逆止呕，助阳止泻。丁香的功效是温中降逆，散寒止痛，温肾助阳。故本题选 ABCD。

127. 解析：羌活辛温发散，气味雄烈，善于升散发表，有较强的解表散寒，祛风胜湿，止痛之功。故用于外感风寒挟湿、恶寒发热、肌表无汗、头痛项强、肢体酸痛较重者，尤为适宜。故本题选 AB。

128. 解析：黄精功效补气养阴，健脾，润肺，益肾，归脾、肺、肾经。故本题选 ABD。

129. 解析：济川煎主治肾虚便秘。症见大便秘结，小便清长，腰膝酸冷，头晕目眩，舌淡苔白，脉沉迟。故本题选 ABCD。

131. 解析：补骨脂的功效为温肾助阳，纳气平喘，温脾止泻，外用消风祛斑。仙茅的功效为补肾阳，强筋骨，祛寒湿。淫羊藿的功效为补肾阳，强筋骨，祛风湿。肉苁蓉的功效为补肾阳，益精血，润肠通便。故本题选 BC。

133. 解析：陈皮主治脘腹胀满，食少吐泻，呕吐，呃逆，湿痰寒痰，咳嗽痰多，胸痹。佛手主治肝胃气滞，胸胁胀痛，脾胃气滞，胃脘痞满，食少呕吐，咳嗽痰多。香附主治肝郁气滞，肝气犯胃之胃脘疼痛，胸胁胀痛，疝气疼痛，月经不调，经闭痛经，乳房胀痛，脾胃气滞，脘腹痞闷，胀满疼痛。川楝子主治肝郁化火，胸胁、脘腹胀痛，疝气疼痛，肝胃不和，虫积腹痛。故本题选 BCD。

135. 解析：十八反：半蒌贝蔹及攻乌；川乌草乌不顺犀。半夏、瓜蒌（根）、贝母、白蔹、白及、犀角不宜与乌头、附子、天雄同用。故本题选 ABCD。

136. 解析：小柴胡汤主治：①伤寒少阳证。症见往来寒热，胸胁苦满，嘿嘿不欲饮食，心烦喜呕，口苦，咽干，目眩，舌苔薄白，脉弦者。②妇人中风，热入血室。症见经水适断，寒热发作有时。③疟疾、黄疸等病而见少阳证者。故本题选 ABCD。

138. 解析：川芎茶调散方中川芎性味

辛温，为"诸经头痛之要药"，善于祛风活血而止头痛，长于治少阳、厥阴经头痛（头顶或两侧痛），为君药。故本题选 ABC。

142. 解析：暖肝煎的方歌"暖肝煎中杞苓归，茴沉乌药姜肉桂，下焦虚寒疝气痛，温补肝肾此方推。"药物组成为当归、枸杞子、茯苓、小茴香、肉桂、乌药、沉香（或木香亦可）、生姜。故本题选 AD。

143. 解析：黄连解毒汤主治三焦火毒证。本证为火毒充斥三焦所致。火热毒盛，充斥三焦，波及上下内外，上扰神明，故大热烦躁，错语不眠；热灼津伤，则口燥咽干；血为热迫，随火上逆，则为吐衄；热伤络脉，血溢肌肤，则为发斑；热毒下迫大肠，则为下痢；瘀热熏蒸外越，则为黄疸；热壅肌肉，则为痈肿疔毒；舌红苔黄，脉数有力，皆为火毒炽盛之征。故答案选 ABC。

145. 解析："寒热并用"的方剂多用于寒热互结证。枳实消痞丸行气消痞，健脾和胃，主治脾虚气滞，寒热互结证。半夏厚朴汤主治梅核气，由七情郁结，痰气交阻所致。半夏泻心汤寒热平调，散结除痞。大黄附子汤主治寒积里实证，本方寒凉泻下与辛热助阳并用，乃"温下"剂之基本配伍。故本题选 ACD。

146. 解析：喘证分虚实。实喘呼吸深长有余，呼出为快，气粗声高，伴有痰鸣咳嗽，脉数有力。故本题选 ABC。

147. 解析：喘证的病理性质有虚实之分。虚喘责之在肺、肾两脏，因阳气不足，阴精亏耗，而致肺肾出纳失常，且尤以气虚为主。故本题选 ACD。

148. 解析：腹痛之中虚脏寒证治法为温中补虚，缓急止痛。故本题选 AD。

149. 解析：泄泻与痢疾多发于夏秋季

节，均为排便次数增多，皆由外感时邪、内伤饮食而发病。泄泻粪便稀薄，无脓血，腹痛、肠鸣并见，泻后痛减，多由脾胃运化失职，湿邪内盛所致。痢疾则便脓血，腹痛、里急后重并见，便后不减，其病机为邪客大肠，与气血搏结，气血凝滞，腐败化为脓血。故本题选ABC。

150. 解析：根据证候、病机不同而分别采用有针对性的治法。属实者，治宜解郁、活血、除湿为主，适当配伍清热。属虚者，则应益气、养血、滋阴、温阳，除阴虚发热可适当配伍清退虚热的药物外，其余均应以补为主。故本题选BCD。

152. 解析：内伤头痛起病缓慢，疼痛多较轻，表现为隐痛、空痛、昏痛，痛势悠悠，遇劳加重，时作时止，多属虚证；如因肝阳、痰浊、瘀血所致者属实，表现为头昏胀痛，或昏蒙重痛，或痛处固定的刺痛，常伴有肝阳、痰浊、瘀血的相应证候。故本题选ABCD。

153. 解析：汗证邪热郁蒸证的治法为清肝泄热，化湿和营。代表方剂为龙胆泻肝汤或四妙丸加减。B、D均符合题意。故本题选BD。

156. 解析：痛处拒按，痛有定处，舌质紫暗皆为瘀血阻络证的表现，而胁肋胀痛为肝郁气滞证的表现。故本题选ACD。

157. 解析：肺阴亏耗型咳嗽的治法为滋阴润肺，化痰止咳。故本题选ACD。

158. 解析：曲泽：肘微屈，肘横纹中，肱二头肌肌腱尺侧缘。尺泽：肘横纹中，肱二头肌腱桡侧端凹陷处。小海：屈肘，尺骨鹰嘴与肱骨内上髁之间凹陷，正当尺神经沟内。血海：屈膝，髌骨内上缘上2寸，当股四头肌内侧头隆起处。C、D均符合题意。故本题选CD。

161. 解析：外关主治：热病；头痛、目赤肿痛、耳鸣、耳聋等头面五官病证；瘰疬；胁肋痛；上肢痿痹不遂。故本题选ABCD。

162. 解析：中庭、玉堂和云门均位于胸部，故不可深刺，有导致气胸的危险。故本题选ABD。

163. 解析：天枢为大肠募穴，疏通大肠腑气，腑气通则大肠传导功能复常。大肠俞为大肠的背俞穴，位于第4、5腰椎棘突之间，旁开1.5寸。上巨虚为大肠下合穴，可运化湿滞。A、C、D均符合题意。故本题选ACD。

164. 解析：治疗高血压的主穴有百会、曲池、合谷、太冲、三阴交，故本题选ACD。

165. 解析：内伤咳嗽治法为肃肺理气，止咳化痰，取手、足太阴经穴为主，主穴为肺俞、太渊、三阴交，故本题选BCD。

冲刺试卷（四）参考答案

1. A	2. B	3. A	4. A	5. B
6. D	7. C	8. D	9. C	10. C
11. A	12. B	13. B	14. C	15. D
16. D	17. C	18. A	19. B	20. C
21. A	22. A	23. A	24. C	25. D
26. D	27. C	28. C	29. B	30. D
31. A	32. A	33. A	34. C	35. D
36. C	37. B	38. D	39. B	40. A
41. C	42. D	43. D	44. C	45. A
46. D	47. D	48. B	49. B	50. A
51. A	52. B	53. C	54. A	55. C
56. C	57. B	58. A	59. B	60. C
61. C	62. C	63. A	64. B	65. B
66. A	67. B	68. A	69. B	70. C
71. B	72. D	73. D	74. D	75. B
76. C	77. D	78. C	79. B	80. D
81. D	82. D	83. B	84. B	85. D
86. D	87. C	88. C	89. D	90. A
91. D	92. B	93. A	94. B	95. B
96. C	97. A	98. A	99. D	100. C
101. D	102. D	103. C	104. D	105. C
106. ABCD	107. ABCD	108. ACD	109. BD	110. AB
111. ABCD	112. BD	113. ABCD	114. ABCD	115. ABC
116. ABD	117. AC	118. ABD	119. AC	120. ABC
121. AD	122. ABCD	123. BCD	124. BCD	125. AB
126. ACD	127. CD	128. ACD	129. BCD	130. ABD
131. AD	132. BCD	133. ABD	134. BD	135. AD
136. AB	137. ABCD	138. ABCD	139. BD	140. BD
141. ABC	142. ABD	143. BC	144. BCD	145. ABCD
146. ABC	147. ABD	148. ABCD	149. AC	150. ABD
151. BC	152. AC	153. BCD	154. ABD	155. ABC
156. ACD	157. CD	158. BCD	159. ACD	160. AD
161. CD	162. ABC	163. BD	164. ABCD	165. AD

冲刺试卷（四）解析

1. 解析： 朱震亨"相火论"的基本观点为"阳常有余，阴常不足"。故本题选 A。

2. 解析： 脏腑之阴气，是脏腑之气中具有凉润、宁静、抑制等作用的部分；脏腑之阳气，是脏腑之气中具有温煦、推动、兴奋等作用的部分。故本题选 B。

3. 解析： 五行相生：水生木，木生火，火生土，土生金，金生水。水不涵木指肾水不能滋养肝木，治疗当滋肾阴，肾阴充足则肝阴得养。故本题选 A。

4. 解析： 肾主水的功能是通过肾的气化作用实现的，具体表现：一是促进各脏腑的气化；二是升清降浊；三是司膀胱开阖。"肾者，胃之关也，关门不利，故聚水而从其类也。"就是指肾中精气的蒸腾气化功能失常，即可引起津液代谢障碍而发生小便不利、水肿等病理变化，又可引起气不化水或肾气不固，而出现小便清长、遗尿、尿失禁等病理变化。故本题选 A。

5. 解析： 肝藏血，主疏泄；脾统血，主运化。肝与脾的关系，主要表现在疏泄运化和血液生成与贮藏两个方面。故本题选 B。

6. 解析： 津血同源指血和津液都由水谷精微化生，同具滋润濡养作用，可相互资生、相互转化。血可化津，失血者不可用汗法治疗，以防进一步耗伤津液。故本题选 D。

7. 解析： 寒性收引是指寒邪侵袭人体，可使气机收敛，腠理、经络、筋脉收缩而挛急。寒客经络关节，则经脉收缩挛急，甚则挛急作痛，屈伸不利或冷厥不仁等。故本题选 C。

8. 解析： 真实假虚是指病机的本质为"实"，但表现为"虚"的临床假象。一般是由于邪气亢盛，结聚体内，阻滞经络，气血不能外达所致，故真实假虚又称为"大实有羸状"。故本题选 D。

9. 解析： 通因通用指用通利方药治疗具有通泄假象的治法。适用于邪实阻滞、传化失司所致的真实假虚证。食积泄泻属于实证，在治疗过程中可体现的治法为"通因通用"。故本题选 C。

10. 解析： 黄色主脾虚，湿证。肝郁脾虚，气血生化不足，故见面色黄；脾虚湿阻则面黄而虚浮。故本题选 C。

11. 解析： 裂纹舌多为精血亏虚，热盛伤津，阴虚火旺，或脾虚湿浸所致；瘦薄舌总由气血阴液不足，不能充盈舌体，舌失濡养所致（A 对）。强硬舌主热入心包、热盛伤津、风痰阻络。吐弄舌多主心脾有热。短缩舌主寒凝、痰阻、血虚、津伤。点刺舌主脏腑热极，或血分热盛。故本题选 A。

12. 解析： 浮、细、无力而软为濡脉的脉象特征，主虚证、湿证。故本题选 B。

14. 解析： 干咳无痰或痰少而黏，不易咯出，多属燥邪犯肺或阴虚肺燥所致。故本题选 C。

16. 解析： 患者经期小腹剧痛，得温痛减，经色紫暗，辨证为寒凝血瘀证。故本题选 C。

17. 解析：气分证表现为发热，不恶寒，反恶热，汗出，口渴，尿黄，舌红苔黄，脉数有力。或见咳喘，胸痛，咳痰黄稠；或见心烦懊恼，坐卧不安；或见日晡潮热，便秘腹胀，痛而拒按，甚或谵语、狂乱，苔黄干燥甚则焦黑起刺，脉沉实；或见口苦咽干，胸胁满痛，心烦，干呕，脉弦数。血分实热证表现为身热夜甚，躁扰不宁，甚者神昏谵语，舌质深绛，脉弦数；或见斑疹显露、色紫黑，或吐血、衄血、便血、尿血；或见四肢抽搐，颈项强直，角弓反张，目睛上视，牙关紧闭。故本题选 C。

18. 解析：心肺气虚证临床表现为心悸咳喘，气短乏力，动则尤甚，胸闷，痰液清稀，面色㿠白，头晕神疲，自汗声怯，舌淡苔白，脉沉弱或结代。脾肺气虚证临床表现为食欲不振，食少，腹胀，便溏，久咳不止，气短而喘，咯痰清稀，面部虚浮，下肢微肿，声低懒言，神疲乏力，面白无华，舌淡，苔白滑，脉弱。故本题选 A。

20. 解析：炉甘石的功效为解毒明目去翳，收湿止痒敛疮，主治目赤肿痛，眼睑赤烂，翳膜。故本题选 C。

21. 解析：苦楝皮性寒味苦，有毒，归肝、脾、胃经，功效为杀虫，疗癣。使君子性温，味甘，归脾、胃经，功效为杀虫消积。榧子甘，平，归肺、胃、大肠经，功效为杀虫消积，润肺止咳，润燥通便。鹤草芽苦、涩、凉，归肝、小肠、大肠经，功效为杀虫。故本题选 A。

22. 解析：延胡索、郁金、姜黄、莪术皆属于常用的活血化瘀药，皆可用治气滞血瘀之证。但其中延胡索止痛作用优良。李时珍谓延胡索"能行血中气滞，气中血滞，故专治一身上下诸痛"，临床可广泛用于血瘀气滞所致身体各部位的疼痛。故本题选 A。

23. 解析：沉香辛、苦，微温。归脾、胃、肾经。功效为行气止痛，温中止呕，纳气平喘。檀香辛，温。归脾、胃、心、肺经。功效为行气止痛，散寒调中。故本题选 A。

24. 解析：茯苓用于水肿尿少；痰饮眩悸；脾虚食少，便溏泄泻；心神不安，惊悸失眠。猪苓用于水肿，小便不利，泄泻，淋浊，带下。故本题选 C。

25. 解析：珍珠的功效为安神定惊，明目消翳，解毒生肌，润肤祛斑，故本题选 D。

26. 解析：芒硝效能泻下攻积、软坚润燥、清火消肿，对实热积滞、大便燥结者尤为适宜。故本题选 D。

27. 解析：夏枯草的功效为清肝泻火，明目，散结消肿。黄连的功效为清热燥湿，泻火解毒。黄芩的功效为清热燥湿，泻火解毒，止血，安胎。山栀的功效为泻火除烦，清热利湿，凉血解毒，外用消肿止痛。故本题选 C。

28. 解析：甘露消毒丹功效为利湿化浊，清热解毒。凉膈散功效为泻火通便，清上泻下。防风通圣散的功效为疏风解表，泻热通便。大柴胡汤功效为和解少阳，内泻热结。故本题选 C。

30. 解析：青蒿鳖甲汤主治温病后期，邪伏阴分，夜热早凉，舌红苔少，脉细数，故本题选 D。

31. 解析：肺为娇脏，清肺不可过于寒凉，故清燥救肺汤中石膏煅用。清燥救肺汤宣、润、降、清、补五法并用，宣中有清，清中有润，气阴双补，宣清不伤肺，滋润不碍胃。故本题选 A。

32. 解析：炙甘草汤的组成为甘草、生姜、桂枝、人参、生地黄、阿胶、麦冬、麻仁、大枣，生脉散的组成为人参、麦冬、五味子，故本题选 A。

33. 解析：羚角钩藤汤的药物组成：羚角片、钩藤、霜桑叶、滁菊花、鲜生地、生白芍、川贝母、淡竹茹、茯神木、生甘草。故本题选 A。

34. 解析：定喘汤用法：水三盅，煎二盅，作二服，每服一盅，不用姜，不拘时候，徐徐服。故本题选 C。

35. 解析：根据患者症状可辨证为热淋，治法为清热利湿通淋，代表方为八正散加减，故本题选 D。

36. 解析：左归丸的组成：怀熟地、山药、枸杞、山茱萸、川牛膝、鹿角胶、龟甲胶、菟丝子。六味地黄丸的组成：熟地黄、山萸肉、干山药、泽泻、牡丹皮、茯苓。两方共有的药物是山茱萸、熟地黄、山药。故本题选 C。

38. 解析：肺痨阴阳俱虚证，治疗上应当滋阴补阳，代表方补天大造丸加减。方中人参、黄芪、白术、山药补益肺脾之气；麦冬、生地、五味子滋养肺肾之阴；阿胶、当归、枸杞、山萸肉、龟甲培补阴精；鹿角胶、紫河车助真阳而填精髓。故本题选 D。

39. 解析：根据症状，患者胃痛暴作，恶寒喜暖，口淡不渴，舌淡苔白，脉弦紧，辨为胃痛之寒邪客胃证。治宜温胃散寒，行气止痛，方用良附丸。故本题选 B。

40. 解析：患者干咳，痰少质黏，口干咽燥，盗汗，舌边少苔，脉细数，可诊断为咳嗽之肺阴亏耗证。证机概要：肺阴亏

虚，虚热内灼，肺失润降。治宜滋阴润肺，化痰止咳。方用沙参麦冬汤加减。故本题选 A。

41. 解析：参苏饮益气解表，理气化痰。主治气虚外感，内有痰湿证，恶寒发热，无汗，头痛鼻塞，胸脘满闷，倦怠无力，气短懒言，苔白脉弱。故本题选 C。

44. 解析：肝郁气滞胁痛的证候表现有胁肋胀痛，走窜不定，甚则引及胸背肩臂，疼痛每因情志变化而增减，胸闷腹胀，嗳气频作，得嗳气而胀痛稍舒，善太息，纳少口苦，舌苔薄白，脉弦。故本题选 C。

45. 解析：由高热，身目深黄可辨病为黄疸；由烦躁，鼻衄发斑，舌绛苔黄褐干燥，脉弦数，可辨证为疫毒炽盛证。治宜清热解毒，凉血开窍，方用犀角散。故本题选 A。

46. 解析：根据患者症状可辨证为不寐肝火扰心证，治法宜疏肝泻火，镇心安神，代表方为龙胆泻肝汤加减，故本题选 D。

47. 解析：根据患者临床表现腰痛如刺，痛有定处，痛处拒按，舌质紫暗有瘀斑，脉涩，辨证患者证属瘀血腰痛。治宜活血化瘀，通络止痛，代表方为身痛逐瘀汤。故本题选 D。

49. 解析：气血亏虚，清阳不展，脑失所养，则见眩晕；气血不足，不能上荣，则见面色㿠白，唇甲不华；气虚，脏腑功能减退，则见神疲乏力，倦怠懒言，纳少腹胀；血虚，血不养心，神不守舍，则见心悸少寐；舌淡苔薄白，脉细弱均为气血两虚的征象。综上，辨证为气血亏虚证。故本题选 B。

50. 解析：患者感冒后出现双侧眼睑水肿，继而全身水肿，可辨病为水肿。此次双下肢水肿加重，按之凹陷不易起，小便

短少，四肢倦怠，纳呆便溏，舌淡苔白腻，脉沉缓。可辨证为阴水之脾阳虚衰证，此证是由于脾阳亏虚，土不制水，水湿内停所致。治以健脾温阳，行气利水。代表方：实脾饮。故本题选 A。

51. 解析： 根据患者关格病史数年，突然出现汗多，面色苍白，手足逆冷，舌淡润，脉微，辨证为关格之心阳欲脱，治法为回阳固脱，急用参附汤加龙骨、牡蛎。故本题选 A。

52. 解析： "腧穴所在，主治所及"体现的是腧穴的近治作用，属于近部选穴。阴谷在膝后区，腘横纹上，半腱肌肌腱外侧缘，故其治疗膝痛体现了"腧穴所在，主治所及"（B 对）。故本题选 B。

53. 解析： 刮法在针刺不得气时用之可激发经气，如已得气者可以促进针感的传导和扩散。故本题选 C。

54. 解析： 攒竹主治：①头痛，眉棱骨痛；②眼睑瞤动、眼睑下垂、口眼㖞斜、目视不明、流泪、目赤肿痛等目部病证；③呃逆。太渊主治：①咳嗽、气喘等肺系疾患；②无脉症；③腕臂痛。神门主治：①心痛、心烦、惊悸、怔忡、健忘、失眠、痴呆、癫狂痫等心与神志病证；②高血压；③胸胁痛。大包主治：①气喘；②胸胁痛；③全身疼痛；④岔气；⑤四肢无力。故本题选 A。

55. 解析： 治疗鼻渊的主穴有迎香、合谷、印堂、列缺，肺经风热配少商、尺泽，胆经郁热配行间、侠溪，脾经湿热配阴陵泉、内庭，故本题选 C。

56. 解析： 患者素体脾胃虚弱，根据脘腹痞闷，嗳气的主症，可辨病为痞满。现症见饥不欲食，口干咽燥，舌红少苔，脉细数，均为阴虚表现，其中饥不欲食为典

型的胃阴虚表现。故辨证为痞满胃阴不足证。故本题选 C。

57. 解析： 该患者考虑为痞满胃阴不足证，证机为胃阴亏虚，胃失濡养，胃失和降。治以养阴益胃，和胃消痞。故本题选 B。

58. 解析： 痞满胃阴不足证，治以养阴益胃，和胃消痞，方选益胃汤。益胃汤滋养胃阴，行气除痞，可用于口燥咽干、舌红少苔之脘腹不舒者。故本题选 A。

61. 解析： 由腹大胀满不舒可辨病为鼓胀；由脘闷纳呆，神倦怯寒，小便不利，舌淡胖而紫，脉沉细无力，可辨证为阳虚水盛证。证机概要为脾肾阳虚，不能温运，水湿内聚。治宜温补脾肾，化气行水，方用附子理苓汤或济生肾气丸，附子理苓汤为附子理中丸和五苓散合方。故本题选 C。

62. 解析： 根据题干，患者生气后突然昏倒，不省人事，牙关紧闭，口噤不开，两手握固，肢体强痉，可辨为中风闭证，若兼见面赤身热，气粗口臭，躁扰不宁，舌苔黄腻，脉弦滑而数者，可辨证为阳闭证，治法宜清肝息风，豁痰开窍，故本题选 C。

63. 解析： 根据题干，可辨为中风闭证，兼见面白唇暗，静卧不烦，四肢不温，痰涎壅盛，舌苔白腻，脉沉滑，可辨证为阴闭，治法宜豁痰息风，辛温开窍，代表方为苏合香丸合涤痰汤，故本题选 A。

64. 解析： 若患者出现目合口张，鼻鼾息微，手撒肢冷，汗多，二便失禁，舌痿，脉微欲绝，辨证为脱证（阴竭阳亡）。治法宜回阳救阴，益气固脱。代表方为参附汤合生脉散。故本题选 B。

65. 解析： 水肿瘀水互结临床表现为水肿延久不退，肿势轻重不一，四肢或全身

浮肿，以下肢为主，或有皮肤瘀斑，腰部刺痛或伴血尿；舌紫暗，苔白，脉沉细涩。患者刻下见双下肢浮肿，皮肤瘀斑，腰部刺痛，舌暗，苔白，脉沉细涩，辨证为瘀水互结证。故本题选 B。

66. 解析：患者辨证为水肿瘀水互结证，代表方为桃红四物汤合五苓散。故本题选 A。

67. 解析：风水相搏临床表现为眼睑浮肿，继则四肢及全身皆肿，来势迅速。可兼恶寒，发热，肢节酸楚，小便不利等症。偏于风热者，伴咽喉红肿疼痛；舌质红，脉浮滑数。偏于风寒者，兼恶寒，咳喘；舌苔薄白，脉浮滑或浮紧。患者感冒后，出现水肿加重，皮肤绷急光亮，恶风发热，咽喉肿痛，舌红苔白，脉浮数，可辨证为水肿风水相搏证，代表方为越婢加术汤。故本题选 B。

68. 解析：根据患者症状，头晕眼花，视物旋转，头重如裹，胸闷不舒，恶心，腹胀，舌淡，苔白腻，脉滑，可辨证为眩晕痰湿中阻证。治法为平肝潜阳，化痰定眩。以督脉、足少阳经及手足厥阴经穴为主。故本题选 A。

69. 解析：根据患者症状，可辨证为眩晕痰湿中阻证，应选取的主穴为百会、风池、太冲、内关。故本题选 B。

70. 解析：根据患者症状，可辨证为眩晕痰湿中阻证，应选取的配穴为中脘、丰隆、阴陵泉。故本题选 C。

71. 解析：根据患者症状，48 岁女性，右肩部疼痛，活动困难，诊断为漏肩风，且以肩外侧为主，肩关节外展困难，属于手少阳经病。故本题选 B。

72. 解析：根据患者症状，诊断为漏肩风，针灸治疗取穴应以局部穴位为主，配

合循经远端，主穴为肩髃、肩髎、肩贞、阿是穴、阳陵泉、条口透承山等。故本题选 D。

73. 解析：根据患者症状，诊断为漏肩风，兼见肩部酸痛明显，劳累加重，属于气血虚弱证，针灸治疗配穴选足三里、气海。故本题选 D。

74. 解析：中国古代医德思想内容包括仁爱救人、赤诚济世的事业准则；清廉正直、不图钱财的道德品质；不畏权贵、忠于医业的献身精神；救死扶伤、一视同仁的道德准则；一心救治、不畏艰苦的服务态度。故本题选 D。

79. 解析：救死扶伤忠于职守，钻研医术精益求精，平等交往一视同仁，举止端庄语言文明，廉洁行医遵纪守法，诚实守信保守医密，互尊互学团结协作是医德规范的主要内容，由此作为判断标准不难发现题中只有 B 项不符合道德要求，因此正确答案为 B。

82～83. 解析：《素问·宣明五气篇》："五脏所藏，心藏神，肺藏魄，肝藏魂，脾藏意，肾藏志。"故 82 题选 D，83 题选 B。

84～85. 解析：痰饮停滞于体内，可挟风、挟热、可伤阳、化寒，可郁而化火，可化燥伤阴，可上犯清窍，可下注足膝，故 85 题选 D。瘀血阻滞日久，也可化热，故 84 题选 B。

86～87. 解析：神识不清，语无伦次，声高有力者，称为谵语；多由邪热内扰神明所致。神识不清，语言重复，时断时续，语声低弱模糊者，称为郑声；多因久病脏器衰竭，心神散乱所致。故 86 题选 D，87 题选 C。

88～89. 解析：①患者两胁胀满疼痛，食欲不振，倦怠乏力，舌暗有紫斑，苔薄

白，脉弦，属实中夹虚。本证为肝郁气滞血瘀兼有脾虚表现。②患者胸闷气短，动则加重，痰稀色白，下肢浮肿，脉弱，为肾虚不纳气；伴有痰稀色白，下肢浮肿为肾虚兼有痰湿水肿，故为虚中夹实。故88题选C，89题选D。

90~91. 解析： 白芥子、白附子均属于常用的温化寒痰药。白芥子辛温，归肺经，功效为温肺豁痰利气，散结通络止痛。故90题选A。白附子辛温，有毒，归胃、肝经，功效为祛风痰，定惊搐，止痛，解毒散结。故91题答案选D。

92~93. 解析： 龟甲有滋阴潜阳、益肾强骨、养血补心、固经止崩的功效。既可滋补肝肾阴虚又可潜降肝阳而平息内风，可用于治疗阴虚内热、头晕目眩；龟甲滋养肝肾，性偏寒凉，故能固冲任，清热止血，可用于阴虚血热，冲任不固之崩漏、月经过多。鳖甲有滋阴潜阳、退热除蒸、软坚散结的功效。既善滋阴退热除蒸，又善滋阴潜阳息风，可治肝肾阴虚所致的阴虚内热、头晕目眩；本品味咸，还长于软坚散结，可用于治疗经闭、癥瘕、久疟疟母。故92题选B，93题选A。

94~95. 解析： 大承气汤的组成有大黄、厚朴、枳实、芒硝，故94题选B。麻子仁丸的组成有麻子仁、芍药、枳实、大黄、厚朴、杏仁，故95题选B。

96~97. 解析： 枳实导滞丸主治湿热食积证。本证系由饮食积滞内停，生湿蕴热；或素有湿热，又与食积互结于肠胃所致。故96题选C。枳实消痞丸主治脾虚气滞，寒热互结证。本证乃由脾胃虚弱，升降失司，寒热互结，气壅湿滞而成。故97题选A。

100~101. 解析： 郁病痰气郁结证治法宜行气解郁，化痰散结，代表方为半夏厚朴汤，故100题选C；郁病心神失养证治法宜甘润缓急，养心安神，代表方为甘麦大枣汤，故101题选D。

102~103. 解析： 天枢穴在腹部，横平脐中，前正中线旁开2寸，属骨度分寸取穴法。故102题选D。风市穴位于大腿外侧部的中线，当腘横纹上7寸，属指寸取穴法。故103题选C。

104~105. 解析： 库房在胸部，第1肋间隙，前正中线旁开4寸；章门在侧腹部，位于第11肋游离端的下际；肾俞在脊柱区，第2腰椎棘突下，后正中线旁开1.5寸；天柱在颈后区，横平第2颈椎棘突上际，斜方肌外缘凹陷中；志室在腰区，第2腰椎棘突下，后正中线旁开3寸；秩边在骶区，横平第4骶后孔，骶正中嵴旁开3寸；梁门在上腹部，脐中上4寸，前正中线旁开2寸；天枢在腹部，横平脐中，前正中线旁开2寸。故104题选D，105题选C。

106. 解析： 金元时期的刘完素、张从正、李杲、朱震亨，后人尊称为"金元四大家"。他们对中医理论和实践有突破性创新，在中医学的发展中起到了里程碑的作用。故本题选ABCD。

107. 解析： 大肠的传导功能是指大肠主传化糟粕，是对小肠泌别清浊的承接，与胃气的通降、肺气的肃降、脾气的运化、肾气的推动和固摄作用有关。故本题选ABCD。

108. 解析： 脑为神明之所出，又称"元神之府"，主要生理功能是主宰生命活动、精神活动和主感觉运动。《素问·阴阳应象大论》云："阴阳者，天地之道也，万物之纲纪，变化之父母，生杀之本始，神明之府也。"故本题选ACD。

112. 解析： 足太阳膀胱经直行者从头顶部分出，向后行至枕骨处，进入颅腔，络脑，回出后下行到枕项部。督脉起于胞中，下出会阴，沿脊柱里面上行，至项后风府穴进入颅内，络脑，并由项沿头部正中线，经头顶、额部、鼻部、上唇，到上唇系带处。故本题选 BD。

113. 解析： 阴偏衰是指机体精、血、津液等阴精物质不足，阴不制阳，导致阳气相对偏盛，功能虚性亢奋的病理变化。其病机特点多表现为阴液不足、阴不制阳、阳气相对偏盛的虚热证。其中阴液不足以肾阴亏虚为主。故本题选 ABCD。

114. 解析： 内燥的形成，常常由久病耗伤，或大汗、大吐、大下，或亡血失精，或热性病后期，导致阴液亏少所致，或湿邪化燥所致。《素问·阴阳应象大论》说："燥胜则干。"故本题选 ABCD。

115. 解析： 亡阳者，当回阳以固脱；亡阴者，当救阴以固脱。由于亡阳与亡阴二者均为极危重证候，皆属气脱病机，故治疗时都要施以峻剂补气固脱，常用人参等药。故本题选 ABC。

116. 解析： 苔薄白而润，可为正常舌象，或表证初起，或里证病轻，或阳虚内寒。苔白而厚腻，多为湿浊内停，或痰饮、食积。苔白如积粉，扪之不燥者，为积粉苔，常见于瘟疫或内痈等病。苔白而燥，提示燥热伤津，阴液亏损。故本题选 ABD。

117. 解析： 小儿囟门高突为囟填，多属实证。多因温病火邪上攻、脑髓病变，或颅内水液停聚所致。故本题选 AC。

118. 解析： 苔见黑褐色或如有霉斑者，为霉酱苔，多由胃肠素有湿浊宿食，积久化热，熏蒸秽浊上泛舌面所致，亦可见于湿热挟痰。故本题选 ABD。

119. 解析： 绛舌由红舌进一步发展而成。其形成的原因是热入营血，气血沸涌，耗伤营阴，血液浓缩；或虚火旺盛，上炎于舌络，血络充盈，故舌呈绛色。故本题选 AC。

121. 解析： 瘀阻脑络证的临床表现有头晕不已，头痛如刺，痛处固定，经久不愈，健忘、失眠，心悸，或头部外伤后昏不知人，面色晦暗，舌质紫暗或有紫斑、紫点，脉细涩，故本题选 AD。

123. 解析： 形成里证的原因有三个方面：一是外邪袭表，表证不解，病邪传里，形成里证；二是外邪直接入里，侵犯脏腑等部位，即所谓"直中"为病；三是情志内伤，饮食劳倦等因素，直接损伤脏腑气血，或脏腑气血功能紊乱而出现各种病证。故本题选 BCD。

125. 解析： 朝食暮吐、暮食朝吐属于反胃症状，多属胃阳虚、脾胃阳虚或脾肾俱虚。故本题选 AB。

126. 解析： 金樱子酸、甘、涩、平；具有固精缩尿止带，涩肠止泻的功效。五倍子酸、涩、寒；具有敛肺降火，止咳止汗，涩肠止泻，固精止遗，收敛止血，收湿敛疮的功效。五味子酸、甘，温；具有收敛固涩，益气生津，补肾宁心的功效。故本题选 ACD。

127. 解析： 荆芥的功效：解表散风、透疹、消疮、止血；防风的功效：祛风解表、胜湿止痛、止痉。C、D 均符合题意。故本题选 CD。

128. 解析： A 项丁香，功效为温中降逆，散寒止痛，温肾助阳；主治：①脾胃虚寒、呃逆呕吐、泄泻等。②肾阳不足证。B 项广藿香，功效为芳香化湿，和中止呕，发表解暑；主治：①湿阻中焦证。②暑湿证及湿温初起。③呕吐。C 项荜茇，功效为温中散寒，下气止痛；主治：胃寒呕吐、泄泻等。D项砂仁，功效为化湿开胃，温中止泻，理气安胎；主治：①湿阻中焦及脾胃气滞证，本品有温中的作用，用于脾寒泄泻尤为适宜。②妊娠恶阻，胎动不安。故本题选ACD。

129. **解析**：鹿茸属补阳药，性温，味甘、咸，归肾、肝经，功效为补肾阳，益精血，强筋骨，调冲任，托疮毒。故本题选BCD。

130. **解析**：川芎主治血瘀气滞、胸痹心痛、胸胁刺痛、跌仆伤痛、月经不调、经闭、痛经、癥瘕腹痛、产后瘀阻腹痛、头痛、风湿痹痛。故本题选ABD。

132. **解析**：麝香药性辛，温。归心、脾经。功效：开窍醒神，活血通经，消肿止痛。樟脑药性辛，热；有毒；归心、脾经。功效：除湿杀虫，温散止痛，开窍辟秽。皂荚药性辛、咸，温；有小毒；归肺、大肠经。功效：祛痰开窍，散结消肿。蟾蜍药性辛，温；有毒；归心经。功效：解毒，止痛，开窍醒神。故本题选BCD。

136. **解析**：小柴胡汤的药物组成为柴胡、黄芩、人参、甘草、半夏、生姜、大枣；大建中汤的药物组成为蜀椒、干姜、人参、饴糖。小青龙汤的药物组成为麻黄、芍药、细辛、干姜、甘草、桂枝、五味子、半夏。小陷胸汤的药物组成为黄连、半夏、瓜蒌实。故本题选AB。

137. **解析**：温胆汤主治胆胃不和，痰热内扰证。症见胆怯易惊，虚烦不宁，失眠多梦，或呕恶呃逆，或眩晕，或癫痫等，苔腻微黄，脉弦滑。故本题选ABCD。

138. **解析**：清暑益气汤的组成为西洋参、石斛、麦冬、黄连、竹叶、荷梗、知母、甘草、粳米、西瓜翠衣。故本题选ABCD。

139. **解析**：败毒散中佐人参一味，意

在扶助正气鼓邪外出，并使祛邪不更伤正气，且可防邪复入。故本题选BD。

142. **解析**：《伤寒六书》回阳救急汤加减变化：若呕吐涎沫，或少腹痛者，可加盐炒吴茱萸温胃暖肝，下气止呕；泄泻不止者，可加升麻、黄芪等益气升阳止泻；呕吐不止者，可加姜汁温胃止呕；若无脉者，可加少许猪胆汁，用为反佐，以防阳微阴盛而成阳脱之变。故本题选ABD。

143. **解析**：朱砂安神丸中朱砂专入心经，秉寒降之性，长于镇心安神，清心火，为君药，故本题选BC。

144. **解析**：银翘散组成：连翘、银花、苦桔梗、薄荷、竹叶、生甘草、芥穗、淡豆豉、牛蒡子。桑菊饮组成：桑叶、菊花、杏仁、连翘、薄荷、苦桔梗、生甘草、苇根。所以，两方组成中共有的药物有连翘、薄荷、生甘草、苦桔梗。故本题选BCD。

145. **解析**：旋覆代赭汤主治胃虚痰气逆阻证，症见心下痞硬、噫气不除，或见纳差、呃逆、恶心，甚或呕吐，舌苔白腻，脉缓或滑。橘皮竹茹汤主治胃虚有热之呃逆。丁香柿蒂汤主治胃气虚寒之呃逆。蒿芩清胆汤主治少阳湿热痰浊证，症见寒热如疟、寒轻热重、口苦膈闷、吐酸苦水，或呕黄涎而黏，甚或干呕呃逆，胸胁胀痛，小便黄少，舌红苔白腻，间现杂色，脉数而右滑左弦。故本题选ABCD。

146. **解析**：麻黄汤主治：外感风寒表实证。恶寒发热，头身疼痛，无汗而喘，舌苔薄白，脉浮紧。故本题选ABC。

147. **解析**：肺胀临床表现为咳逆上气，痰多，胸中憋闷如塞，胸部膨满，喘息，动则加剧，甚则鼻扇气促，张口抬肩，烦躁不安。病情轻重不一，每因感受外邪加甚而致伴有寒热表证。故本题选ABD。

148. **解析**：疫毒痢的症状为发病急骤，

壮热，痢下鲜紫脓血，腹痛剧烈，里急后重明显，口渴，头痛，烦躁，或神昏谵语，或痉厥抽搐，或面色苍白，汗冷肢厥，舌质红绛，苔黄燥，或苔黑滑润，脉滑数，或脉微欲绝。故本题选 ABCD。

150. 解析：猝然昏倒，不省人事，可知患者为中脏腑；患者牙关紧闭，口噤不开，两手握固，大小便闭，可知患者为闭证；肢体强痉，面赤身热，气粗口臭，躁扰不宁，苔黄腻，脉弦滑而数，可知患者为阳闭。故本题选 ABD。

151. 解析：腹痛湿热壅滞证代表方为大承气汤加减，如腹痛剧烈，寒热往来，恶心呕吐，大便秘结者，改用大柴胡汤表里双解。故本题选 BC。

154. 解析：积聚是腹内结块，或痛或胀的病证。分别言之，积属有形，结块固定不移，痛有定处，病在血分，是为脏病；聚属无形，包块聚散无常，痛无定处，病在气分，是为腑病。故本题选 ABD。

155. 解析：脏躁多发于青中年或绝经期女性，缓慢起病，在精神因素的刺激下呈间歇性发作，临床表现以精神恍惚，心神不宁，多疑易惊，悲忧善哭，或时时欠伸，或手舞足蹈，骂詈喊叫等情志异常为主，不发作时可如常人，多具有自知自控能力。故本题选 ABC。

156. 解析：膏淋病久不已，反复发作，淋出如脂，涩痛不甚，形体日渐消瘦，头昏无力，腰膝酸软，舌淡，苔腻，脉细无力，此为脾肾两虚，气不固摄，用膏淋汤

补脾益肾固涩。偏于脾虚下陷者，配用补中益气汤。偏于肾阴虚者，配用七味都气丸。偏于肾阳虚者，用金匮肾气丸加减。故本题选 ACD。

158. 解析：手厥阴经和手少阴经治疗心病。神门为手少阴心经的腧穴，内关为手厥阴心包经的腧穴。厥阴俞为心包之背俞穴，可治疗心痛，心悸；咳嗽，胸闷；呕吐。故本题选 BCD。

159. 解析：三棱针放血疗法具有通经活络、开窍泻热、消肿止痛等作用，凡各种实证、热证、瘀血、疼痛等均可应用。较常用于某些急症和慢性病，如昏厥、高热、中暑、中风闭证、咽喉肿痛、目赤肿痛、顽癣、痈疖初起、扭挫伤、疳证、痔疮、顽痹、头痛、丹毒、指（趾）麻木。故本题选 ACD。

160. 解析：上巨虚主治肠鸣，腹中切痛，泄泻，便秘，肠痈，下肢痿痹，中风瘫痪，故本题选 AD。

162. 解析：便秘的治疗原则是通润肠腑，调肠通便。取大肠的背俞穴、募穴及下合穴为主。主穴：天枢、支沟、大肠俞、上巨虚、照海。A、B、C 均符合题意。故本题选 ABC。

165. 解析：表里经配穴法是以脏腑、经脉的阴阳表里配合关系为依据的配穴方法。如风热袭肺导致的感冒咳嗽，可选肺经的尺泽和大肠经的曲池、合谷；胃痛取三阴交、足三里；肝病取期门、太冲配阳陵泉。故本题选 AD。

冲刺试卷（五）参考答案

1. B	2. B	3. D	4. C	5. B
6. C	7. B	8. C	9. A	10. B
11. C	12. B	13. C	14. D	15. A
16. A	17. D	18. B	19. D	20. D
21. D	22. C	23. A	24. D	25. C
26. A	27. D	28. A	29. B	30. D
31. B	32. B	33. A	34. C	35. D
36. A	37. D	38. D	39. A	40. D
41. B	42. A	43. D	44. D	45. C
46. B	47. D	48. C	49. A	50. A
51. C	52. C	53. B	54. D	55. A
56. C	57. D	58. D	59. A	60. B
61. D	62. B	63. A	64. A	65. B
66. D	67. A	68. A	69. B	70. D
71. C	72. A	73. B	74. A	75. B
76. C	77. A	78. C	79. D	80. C
81. D	82. C	83. A	84. D	85. B
86. C	87. B	88. D	89. B	90. C
91. B	92. A	93. B	94. A	95. B
96. B	97. D	98. B	99. D	100. A
101. D	102. D	103. C	104. C	105. D
106. ABC	107. BC	108. AB	109. AD	110. AB
111. ABD	112. ABD	113. ABCD	114. BC	115. AB
116. CD	117. ACD	118. ABC	119. ABC	120. ABD
121. ABC	122. AC	123. ABC	124. ABCD	125. ACD
126. ABC	127. BD	128. ABC	129. AC	130. AC
131. AC	132. BD	133. ABCD	134. ACD	135. AD
136. ABC	137. ABC	138. CD	139. BC	140. ABD
141. AB	142. AD	143. BD	144. ABCD	145. AC
146. BD	147. ABCD	148. ABD	149. ABCD	150. ABCD
151. BCD	152. BD	153. AD	154. BCD	155. ABD
156. ABCD	157. BC	158. ABD	159. ACD	160. ABCD
161. ACD	162. BD	163. AC	164. ABCD	165. BCD

· 43 ·

冲刺试卷（五）解析

1. 解析：同病异治指同一种疾病，由于发病时间、地域不同，或所处的疾病阶段或类型不同，或病人体质有异，反映出的证候不同，因而治疗有差异；异病同治指几种不同的疾病，在其发展变化过程中出现大致相同的病机，大致相同的证，可用大致相同的治法和方药治疗。故本题选 B。

2. 解析：《素问·上古天真论》中说"丈夫八岁，肾气实，发长齿更。二八，肾气盛，天癸至，精气溢泻，阴阳和，故能有子。三八，肾气平均，筋骨劲强，故真牙生而长极。四八，筋骨隆盛，肌肉满壮。五八，肾气衰，发堕齿槁。六八，阳气衰竭于上，面焦，发鬓斑白。七八，肝气衰，筋不能动，天癸竭，精少，肾藏衰，形体皆极。八八，则齿发去。"故本题选 B。

3. 解析：导致五行相侮的原因，有"太过"和"不及"两种情况。《素问·五运行大论》云："气有余，则制己所胜而侮所不胜；其不及，则己所不胜侮而乘之，己所胜轻而侮之。"故本题选 D。

4. 解析：肝与肾的关系主要表现在精血同源、肾水涵木和精血藏泄方面。故本题选 C。

5. 解析：产后感冒，恶寒发热，不宜大量发汗。产后具有亡血伤津，元气受损等病机特点。血和津液均由脾胃运化而生成的水谷精气所化生，运行于脉中的血液，渗于脉外便化为有濡润作用的津液。在机体气化运动的过程中，津液可以化血，血液可以化津，相互转化以维持物质代谢的动态平衡，故有"津血同源"之说。若此

时发汗太过，伤津同时必更伤其血，易致阴血暴亡，虚阳浮散，变生他病。故本题选 B。

6. 解析：十二正经是气血运行的主要通道，与脏腑有直接的络属关系。故本题选 C。

8. 解析：脾胃属土，肝属木，根据五行之间的制约关系可见木能克土，因而肝气调达直接影响土气的升降。故本题选 C。

10. 解析：面色黄而虚浮者，称为黄胖，属脾虚湿蕴。因脾运不健，机体失养，水湿内停，泛溢肌肤所致。故本题选 B。

11. 解析：强硬舌指舌失柔和，屈伸不利，或不能转动，板硬强直，多见于热入心包、热盛伤津、风痰阻络。故本题选 C。

12. 解析：缓脉一息四至，来去缓怠。多见于湿病，脾胃虚弱，亦可见于正常人。故本题选 B。

13. 解析：气逆最常见于肺、胃、肝等脏腑。在肺，则肺失肃降，肺气上逆，发为咳逆上气。在胃，则胃失和降，胃气上逆，发为恶心、呕吐、嗳气、呃逆。在肝，则肝气上逆，发为头痛头胀，面红目赤，易怒等症。故本题选 C。

14. 解析：胆郁痰扰证表现为惊悸失眠，胆怯易惊，烦躁不安，犹豫不决，口苦呕恶，胸胁闷胀，眩晕耳鸣，舌红苔黄腻，脉弦数。痰火扰神证表现为烦躁不宁，失眠多梦，甚或神昏谵语，胸闷气粗，咳吐黄痰，喉间痰鸣，发热口渴，面红目赤；或狂躁妄动，打人毁物，不避亲疏，胡言乱语，哭笑无常；舌红，苔黄腻，脉滑数。

故本题选 D。

15. 解析： 心肺气虚证的临床表现为心悸胸闷，咳嗽，气喘，气短，动则尤甚，咳痰清稀，神疲乏力，声低懒言，自汗，面色淡白，舌淡苔白，甚者可见口唇青紫，脉弱或结、代。故本题选 A。

17. 解析： 少阴寒化证的临床表现为无热恶寒，甚则身热反不恶寒，面赤，但欲寐，四肢厥冷，下利清谷，小便清长，呕不能食，或食入即吐，脉细微，或脉微欲绝。故本题选 D。

19. 解析： 葛根主治外感发热，项背强痛，热病口渴，消渴，麻疹不透，热泻热痢，脾虚泄泻，中风偏瘫，胸痹心痛，眩晕头痛，酒毒伤中。故本题选 D。

21. 解析： 臭梧桐的功效为祛风湿，通经络，平肝。秦艽的功效为祛风湿，清湿热，止痹痛，退虚热。防己的功效为祛风止痛，利水消肿。桑枝的功效为祛风湿，利关节。主治风湿痹证，肩臂、关节酸痛麻木。故本题选 D。

22. 解析： 琥珀用法用量：研末冲服，或入丸、散，每次 1.5~3g。故本题选 C。

23. 解析： 枳实苦、辛、酸，微寒。归脾、胃经。功效为破气消积，化痰散痞。故本题选 A。

24. 解析： 金钱草主治湿热黄疸，胆胀胁痛，石淋，热淋，小便涩痛，痈肿疔疮，毒蛇咬伤，故本题选 D。

25. 解析： 芦根的功效为清热泻火，生津止渴，除烦，止呕，利尿。天花粉的功效为清热泻火，生津止渴，消肿排脓。故本题选 C。

26. 解析： 防己的功效是祛风湿、止痛、利水消肿。五加皮的功效是祛风湿、

补肝肾、强筋骨、利水。二药的共同功效是祛风湿、利水消肿。故本题选 A。

27. 解析： 鱼腥草功效为清热解毒，消痈排脓，利尿通淋。故本题选 D。

28. 解析： 黄土汤的功用是温阳健脾，养血止血，主治脾阳不足，脾不统血证。归脾汤的功用是益气补血，健脾养心，主治心脾气血两虚证。温脾汤的功用是攻下冷积，温补脾阳，主治阳虚冷积证。健脾汤的功用是健脾和胃，消食止泻，主治脾虚食积证。故本题选 A。

29. 解析： 补阳还五汤组成：黄芪、当归尾、赤芍、地龙、川芎、桃仁、红花。大黄䗪虫丸组成：大黄、黄芩、甘草、桃仁、杏仁、虻虫、蛴虫、蛴螬、芍药、干漆、地黄、水蛭。活络效灵丹组成：当归、丹参、乳香、没药。七厘散组成：血竭、麝香、冰片、乳香、没药、红花、朱砂、儿茶。故本题选 B。

31. 解析： 止嗽散的功用为止咳化痰，疏表宣肺。主治风邪犯肺之咳嗽证。故本题选 B。

33. 解析： 养阴清肺汤中生地甘苦而寒，既能滋肾水而救肺燥，又能清热凉血而解疫毒，故重用为君药。麦门冬养阴润肺清热，益胃生津润喉；玄参清热解毒散结，启肾水上达于咽喉，二药共助生地养阴清热解毒，为臣药。白芍敛阴和营泄热；丹皮凉血活血消肿；贝母润肺化痰散结；薄荷辛凉宣散利咽，共为佐药。生甘草清热解毒，调和药性，为佐使之药。全方养阴扶正与清肺解毒合用，正邪并治，标本兼顾，共奏养阴清肺、解毒利咽之功。故本题选 A。

34. 解析： 定喘汤主治痰热内蕴，风寒外束之哮喘。症见咳喘痰多气急，痰稠色

黄，或微恶风寒，舌苔黄腻，脉滑数，故本题选 C。

35. 解析：五苓散的功用为利水渗湿，温阳化气。藿香正气散的功用为解表化湿，理气和中。羌活胜湿汤的功用为祛风胜湿止痛。防己黄芪汤的功用为益气祛风，健脾利水。故本题选 D。

36. 解析：舌强不能语为"喑"，足废不能用为"痱"，题干所述症状为下元虚衰，痰浊上泛之喑痱证，治宜滋肾阴，补肾阳，开窍化痰。代表方为地黄饮子。故本题选 A。

37. 解析：肺痈是肺叶生疮，形成脓疡的一种病证，临床以咳嗽、胸痛、发热、咯吐腥臭脓痰，甚则脓血相间为主要特征。治疗以祛邪为原则分期治疗，初期风热侵犯肺卫，宜清肺散邪。故本题选 D。

38. 解析：患者喘息喘气，咳嗽痰多，胸满闷，畏风易汗，倦怠乏力，苔薄腻，脉滑，诊断为肺胀之痰浊壅肺证，治当化痰降气，健脾益肺。故本题选 D。

39. 解析：患者胃病 10 年，胃痛隐隐 1 个月，可诊断为胃痛。中焦虚寒，胃失温养，故胃痛隐隐，饥则尤甚，劳则加剧，喜温喜按。脾阳虚衰，运化无权，则纳谷不香，大便溏薄，完谷不化，神疲乏力；舌淡苔白，脉虚缓无力为虚寒内生之象。辨证为脾胃虚寒证，治宜温中健脾，和胃止痛，方用黄芪建中汤加减。故本题选 A。

40. 解析：根据题干辨证为呕吐外邪犯胃证，治法宜疏邪解表，化浊和中，代表方为藿香正气散加减。故本题选 D。

41. 解析：患者脘腹痞闷，嘈杂不舒，恶心呕吐，口干不欲饮，口苦纳少，舌红苔黄腻，脉滑数，诊断痞满之湿热阻胃证。治宜清热化湿，和胃消痞，方用泻心汤合

连朴饮加减。故本题选 B。

42. 解析：根据题干，辨证为热秘，治法宜泻热导滞，润肠通便，代表方为麻子仁丸加减，故本题选 A。

43. 解析：根据患者症状可辨为眩晕之痰浊中阻证，治法为化痰祛湿，健脾和胃，代表方为半夏白术天麻汤加减。故本题选 D。

44. 解析：胁痛肝络失养证治法宜养阴柔肝，代表方为一贯煎加减，故本题选 D。

45. 解析：根据患者腹部积块坚硬，疼痛日渐加剧，面色萎黄，形脱骨立，舌质淡紫，无苔，脉无力。可辨为积证之正虚瘀结证，治法为补益气血，活血化瘀，方用八珍汤合化积丸加减。故本题选 C。

47. 解析：根据题干，辨证为寒痹，治法宜散寒通络，祛风除湿，代表方为乌头汤。故本题选 D。

49. 解析：患者眩晕耳鸣，头痛且胀，每因恼怒而头晕，头痛加剧，面色潮红，急躁易怒，少寐多梦，口苦，舌红少苔，脉弦细数，辨为眩晕之肝阳上亢证。治法为平肝潜阳，滋养肝阴。方用天麻钩藤饮加减。故本题选 A。

50. 解析：根据题意，患者证属痿证之肝肾亏损证。治宜补益肝肾，滋阴清热，代表方为虎潜丸合加味二妙散。故本题选 A。

51. 解析：根据患者临床表现可诊断为消渴下消之肾阴亏虚证。治法为滋阴固肾。故本题选 C。

52. 解析：问使穴的定位：腕横纹上 3 寸，掌长肌腱与桡侧腕屈肌腱之间。大陵穴的定位：腕横纹中央，掌长肌腱与桡侧腕屈肌腱之间。两穴相距 3 寸。故本题

选 C。

53. 解析： 手太阳小肠经的腧穴：少泽、前谷、后溪、腕骨、阳谷、养老、支正、小海、肩贞、臑俞、天宗、秉风、曲垣、肩外俞、肩中俞、天窗、天容、颧髎、听宫。故本题选 B。

54. 解析： 心俞位于第 5 胸椎棘突下，旁开 1.5 寸；肾俞位于第 2 腰椎棘突下，旁开 1.5 寸；膀胱俞位于骶部，骶正中嵴旁开 1.5 寸，平第 2 骶后孔；大肠俞位于第 4 腰椎棘突下，旁开 1.5 寸。故本题选 D。

56. 解析： 根据患者症状，因惊吓导致心悸不宁，不寐多梦，食少纳呆，舌淡苔薄白，脉弦细，辨证为心悸之心虚胆怯证，代表方为安神定志丸。故本题选 C。

57. 解析： 根据患者症状，胸闷胸痛，自汗气短，困倦乏力，面色苍白，四肢不温，舌淡胖苔白，脉沉迟，辨证为胸痹之心肾阳虚证。故本题选 D。

58. 解析： 根据患者症状，辨证为胸痹之心肾阳虚证，代表方为参附汤合右归饮加减。故本题选 D。

59. 解析： 患者尿频尿急反复发作，可诊断为淋证。淋证有六淋之分，患者因精神刺激引发症状，属情志因素，辨为气淋。B 项，热淋表现为小便短涩，灼热刺痛，溺色黄赤。C 项，劳淋表现为小便不甚赤涩，溺痛不甚，但淋沥不已，时作时止，遇劳即发。D 项，膏淋表现为小便浑浊，乳白或如米泔水。故本题选 A。

60. 解析： 气淋因情志因素引起，病机为气机郁结，通调不畅，膀胱失司，治以疏肝理气，利尿通淋。故本题选 B。

61. 解析： 患者辨为气淋，治以疏肝理气，利尿通淋，方用沉香散。本方疏利气

机，柔肝养血，用于肝气郁滞，膀胱气化不利之气淋。A 项，无比山药丸健脾益肾，用于久淋造成的脾肾两虚的劳淋。B 项，八正散清热解毒，利湿通淋，适用于湿热熏蒸下焦之热淋。C 项，程氏草薢分清饮清热利湿，分清泄浊，用于湿热下注的膏淋。故本题选 D。

65. 解析： 根据题干，可辨证为喘脱危证，故本题选 B。

66. 解析： 喘脱危证的治法为补肺纳肾，扶正固脱，故本题选 D。

67. 解析： 喘脱危证的代表方为回阳急救汤合生脉饮加减。阳虚甚，气息微弱，汗出肢冷，舌淡，脉沉细者，加肉桂、干姜回阳固脱。故本题选 A。

68. 解析： 根据患者症状，少腹胀痛拒按，经色紫红夹血块，血块下后，疼痛减轻，舌暗有瘀点，苔薄白，脉沉涩，可辨证为痛经气滞血瘀证。故治疗时除主穴外，还应配太冲、血海。故本题选 A。

69. 解析： 根据患者症状，可辨证为痛经实证。实则泻之，可采用毫针泻法。故本题选 B。

70. 解析： 次髎在骶区，正对第 2 骶后孔中。主治：月经不调、痛经、带下等妇科病证；小便不利、遗精、阳痿等；疝气；腰骶痛，下肢痿痹。次髎是治疗痛经的经验效穴，单用即效。故本题选 D。

71. 解析： 根据患者症状，左侧背部至脐部的皮肤出现灼热疼痛、瘙痒，有簇集状黄豆大小的疱疹，渗出黄白色水液，伴胸腹痞闷，舌苔黄腻，脉滑数，辨证为蛇串疮脾经湿热证。治法为泻火解毒，通络止痛。以局部阿是穴、病变相应节段夹脊穴及手足少阳经穴为主。故本题选 C。

72. 解析：根据患者症状，可辨证为蛇串疮脾经湿热证，应配阴陵泉、血海。故本题选 A。

73. 解析：蛇串疮在针刺夹脊穴时应向脊柱方向斜刺 1.5 寸，行捻转泻法，可用电针。故本题选 B。

77. 解析：仁在医德领域的含义是关心、体贴、爱护病人。本题中该医生以人为本，积极救治垂危病人，体现了高尚的仁爱品德。故本题选 A。

81. 解析：经过患者同意后，可以使用其匿名化的医学信息做研究用。故本题选 D。

82~83. 解析：女子的月经是一个复杂的生理过程，与肝的疏泄和肾之闭藏相互协调的状态密切相关。故 82 题选 C。人体生殖功能的形成与盛衰的决定因素是天癸。天癸，是肾中精气充盈到一定程度而产生的具有促进生殖器官发育和维持生殖功能的精微物质。人出生后，随着肾精及肾气的不断充盈，便产生了天癸。故 83 题选 A。

84~85. 解析：暑邪致病，有明显的季节性，主要发生于夏至以后，立秋之前。故 84 题选 D。火热之邪的性质和致病特点：①火热为阳邪，其性燔灼趋上；②火热易扰心神；③火热易伤津耗气；④火热易生风动血；⑤火热易致阳性疮痈。故 85 题选 B。

86~87. 解析：痰少而质黏，难于咯出者，多属燥痰。因燥邪犯肺，耗伤肺津，或肺阴虚津亏，清肃失职。故 86 题选 C。痰黄质黏稠，甚则结块者，多属热痰。因邪热犯肺，煎津为痰，痰聚于肺所致。故 87 题选 B。

88~89. 解析：《灵枢·忧恚无言》："口唇者，声音之扇也。舌者，声音之机

也"。《难经·四十四难》："唇为飞门，齿为户门，会厌为吸门，胃为贲门，太仓下口为幽门，大肠小肠会为阑门，下极为魄门，故曰七冲门也"。故 88 题选 D，89 题选 B。

90~91. 解析：射干有清热解毒、消痰、利咽之功效，常用于热毒痰火郁结、咽喉肿痛、痰涎壅盛、咳嗽气喘。马勃功效为清肺解毒、利咽、止血，用于治疗风热郁肺咽痛、音哑、咳嗽、衄血、外伤出血。故 90 题选 C，91 题选 B。

92~93. 解析：益母草功可活血调经，利尿消肿，清热解毒；牛膝功可逐瘀通经，补肝肾，强筋骨，利尿通淋，引血下行；木通功可利尿通淋，清心除烦，通经下乳；王不留行功可活血通经，下乳消肿，利尿通淋。故 92 题选 A，93 题选 B。

94~95. 解析：回阳救急汤的功效：回阳固脱，益气生脉。主治：寒邪直中三阴，真阳衰微证。故 94 题选 A。大建中汤的功效：温中补虚，缓急止痛。主治：中阳虚衰，阴寒内盛之脘腹疼痛。故 95 题选 B。

96~97. 解析：连朴饮的功效为清热利湿，理气和中。故 96 题选 B。鸡鸣散的功效为温化寒湿，行气降浊。故 97 题选 D。

98~99. 解析：阳水水湿浸渍证治法为运脾化湿，通阳利水，代表方为五皮饮合胃苓汤加减。故 98 题选 B。阴水脾阳虚衰证治法为健脾温阳利水，代表方为实脾饮加减。故 99 题选 D。

100~101. 解析：五子衍宗丸主治肾虚精亏所致的阳痿不育、遗精早泄等。故 100 题选 A。金锁固精丸主治肾虚不固之遗精。故 101 题选 D。

102~103. 解析：秩边配承山属于本经配穴法，合谷配太冲为上下配穴法，日月

配侠溪属于上下配穴法、本经配穴法，后溪配申脉属于上下配穴法、同名经配穴法。故102题选D，103题选C。

104～105. 解析： 治疗面痛的主穴为攒竹、四白、下关、地仓、合谷、太冲、内庭。风寒证配风池、列缺；风热证配曲池、外关。故104题选C，105题选D。

107. 解析： 肺与脾的关系，主要体现在宗气生成与津液输布两个方面。肺吸入自然之清气，脾化生水谷之精气；津液输布既要靠肺的宣发肃降、通调水道作用，亦要依赖脾运化、输布的生理功能。故本题选BC。

109. 解析： 肺气的宣发与肃降，是相互制约、相互为用的两个方面。宣发与肃降协调，则呼吸均匀通畅，津液得以正常输布代谢，即所谓"水精四布，五经并行"。故本题选AD。

110. 解析： 水谷精微和肾精是化生血液的基础，在脾胃、心、肺、肾等脏腑的共同作用下，经一系列气化过程，而得以化生为血液。故本题选AB。

111. 解析： 先天之精可以化生先天之气，水谷之精可以化生谷气，再加上肺吸入的自然界清气，综合而成一身之气。故本题选ABD。

113. 解析： 火热内生的形成原因主要有四方面：阳气过盛化火、邪郁化火、气血郁滞、阴虚火旺。故本题选ABCD。

115. 解析： 正治，又称"逆治"，是指逆其证候性质及临床现象而治的一种治疗原则，即采用与证候性质相反的方药进行治疗。适用于证候本质与现象相一致的病证。故本题选AB。

116. 解析： 肾属水，其色黑，故肾虚

患者多面见黑色。肾阳虚衰，阴寒内盛，血失温养；或寒凝经脉，瘀阻不通则痛；或阳虚水饮内停证，皆可导致脉络拘急，血行不畅，故寒证、痛证、血瘀、水饮患者皆可见面色黑。故本题选CD。

117. 解析： 吐血色暗红或紫暗有块，夹有食物残渣者，属胃有积热，或肝火犯胃，或胃腑血瘀所致。故本题选ACD。

119. 解析： 久病舌淡白而颤动者，多属血虚动风；新病舌绛而颤动者，多属热极生风；舌红少津而颤动者，多属阴虚动风、肝阳化风。另外，酒毒内蕴，亦可见舌体颤动。故本题选ABC。

121. 解析： 卫分证的证候表现：发热，微恶风寒，头痛，口干微渴，舌边尖红，苔薄黄，脉浮数。或伴有咳嗽，咽喉肿痛。故本题选ABC。

122. 解析： 瘀阻脑络多因头部外伤，瘀血停积脑络；或久痛入络，瘀血阻塞脑络而成。故本题选AC。

125. 解析： 绞痛指痛势剧烈如刀绞割的症状，如心脉痹阻所引起的真心痛，结石阻滞胆管所引起的上腹痛，寒邪犯胃所引起的胃脘痛等。故本题选ACD。

126. 解析： 紫苏主治风寒感冒，咳嗽呕恶，脾胃气滞，妊娠呕吐，鱼蟹中毒，故本题选ABC。

127. 解析： 橘皮的功效为理气健脾，燥湿化痰。枳实的功效为破气消积，化痰散痞。槟榔的功效为杀虫，消积，行气，利水，截疟。青皮的功效为疏肝破气，消积化滞。故本题选BD。

128. 解析： A项，附子辛热燥烈，有毒，孕妇慎用，阴虚阳亢者忌用。B项，牛膝为活血调经药，有逐瘀通经，引血下行

的功效，孕妇应慎用。C项，冬葵子的功效为清热利尿，下乳，润肠。且冬葵子寒润滑利，脾虚便溏者与孕妇慎用。D项，牵牛子苦寒，有毒。其功效为泻水通便，消痰涤饮，杀虫攻积。孕妇禁用，且不宜与巴豆、巴豆霜同用。故本题选ABC。

130. 解析：桑白皮的功效为泻肺平喘，利水消肿。昆布的功效为消痰散结，利水消肿。葶苈子的功效为泻肺平喘，行水消肿。海藻的功效为消痰软坚，利水消肿。故本题选AC。

132. 解析：麝香用法用量为0.03 ~ 0.1g，多入丸散用，外用适量。石菖蒲煎服，3 ~ 10g，鲜品加倍，外用适量。冰片用法用量为0.15 ~ 0.3g，入丸散用，外用研粉点敷患处。苏合香用法用量为0.3 ~ 1g，宜入丸散服。故本题选BD。

134. 解析：A项，使君子的功效为杀虫消积，治疗蛔虫病，蛲虫病，虫积腹痛及小儿疳积。B项，苦楝皮的功效为杀虫，疗癣，可治疗蛔虫病，蛲虫病，虫积腹痛及疥癣瘙痒。C项，雷丸的功效为杀虫消积，可治疗绦虫病，钩虫病，蛔虫病，虫积腹痛及小儿疳积。D项，榧子的功效为杀虫消积，润肺止咳，润燥通便，可治疗钩虫病，蛔虫病，绦虫病，虫积腹痛，小儿疳积，肺燥咳嗽及肠燥便秘。故本题选ACD。

135. 解析：十八反中规定"半蒌贝蔹及攻乌"，川贝、白蔹不可以与乌头类药物同用。故本题选AD。

136. 解析：四逆散中柴胡入肝胆经，升发阳气，疏肝解郁，透邪外出，故本题选ABC。

137. 解析：二陈汤组成为半夏、陈皮、茯苓、甘草。温胆汤组成为半夏、竹茹、枳实、陈皮、甘草、茯苓。半夏白术天麻汤组成为半夏、天麻、茯苓、陈皮、白术、甘草。藿香正气散的组成为大腹皮、白芷、紫苏、茯苓、半夏曲、白术、陈皮、厚朴、苦桔梗、藿香、甘草。清气化痰丸组成为陈皮、杏仁、枳实、黄芩、瓜蒌仁、茯苓、胆南星、制半夏。故本题选ABC。

139. 解析：柴胡疏肝散疏肝解郁，行气止痛。四逆散透邪解郁，疏肝理脾。逍遥散疏肝解郁，养血健脾，肝脾同调，以疏肝为主。枳实消痞丸行气消痞，健脾和胃。故本题选BC。

140. 解析：旋覆代赭汤中生姜用量独重，一为和胃降逆增其止呕之功，二为宣散水气以助祛痰之力；方中代赭石性寒沉降，有碍胃气，生姜亦可制约代赭石寒凉之性。故本题选ABD。

141. 解析：清胃散中配伍升麻，可清热解毒；轻清升散透发，可宣达郁遏之火，有"火郁发之"之意；是引经药。故本题选AB。

142. 解析：麦门冬汤中半夏、麦冬配伍，半夏燥性被制而剩降逆，滋润而不碍化痰降逆，降逆不妨滋阴泻火。竹叶石膏汤中佐半夏以降逆和胃以止呕逆；其性虽温，但配入清热生津药中，则温燥之性去而降逆之用存，且有助于转输津液，使参、麦补而不滞，使石膏清而不寒。故本题选AD。

143. 解析：香薷散主治阴暑；症见恶寒发热，头疼身痛，恶寒，腹痛吐泻，胸脘痞闷，舌苔白腻，脉浮。桂苓甘露饮主治暑湿证；症见发热头痛，烦渴引饮，小便不利，以及霍乱吐泻。清暑益气汤主治暑热气津两伤证；症见身热汗多，口渴心烦，小便短赤，体倦少气，精神不振，脉虚数。《伤寒论》云："霍乱，头痛发热，身疼痛，热多欲饮水者，五苓散主之；寒多不用水者，理中丸主之。"故本题选BD。

144. 解析：右归丸的功用是温补肾阳，填精益髓。主治肾阳不足，命门火衰证。症见年老或久病气衰神疲，畏寒肢冷，腰膝软弱，阳痿遗精，或阳衰无子，或饮食减少，大便不实，或小便自遗，舌淡苔白，脉沉而迟。故本题选ABCD。

145. 解析：大秦艽汤的功用：疏风清热，养血活血。主治风邪初中经络证。消风散的功用：疏风除湿，清热养血。主治风疹、湿疹。故本题选AC。

146. 解析：喘证的治疗应分清虚实。实喘治肺，以祛邪利气为主，虚喘以培补摄纳为主。故本题选BD。

149. 解析：慢性泄泻以脾虚为主，当予运脾补虚，辅以祛湿，并根据不同证候，分别施以益气健脾升提，温肾健脾，抑肝扶脾治法，久泄不止者，尚宜固涩。还应注意不可分利太过，以防耗其津气。故本题选ABCD。

151. 解析：消渴下消：①肾阴亏虚证：治法为滋阴固肾；代表方为六味地黄丸。②阴阳两虚证：治法为滋阴温阳，补肾固涩；代表方为金匮肾气丸。阳虚畏寒者可用鹿茸丸治疗。并发症白内障、雀盲、耳聋，代表方为杞菊地黄丸或明目地黄丸；疮疡、痈疽初起，代表方为五味消毒饮。故本题选BCD。

153. 解析：根据题干，辨证为肠道湿热证，治法宜清化湿热，凉血止血，代表方地榆散合槐角丸加减。故本题选AD。

154. 解析：厥证的病因主要有情志内

伤，久病体虚，亡血失津，饮食不节。故本题选BCD。

157. 解析：根据题干，辨证为肺痈成痈期，治法宜清肺解毒，化瘀消痈，代表方为千金苇茎汤合如金解毒散加减。故本题选BC。

158. 解析：三棱针的针刺方法包括点刺法、散刺法、刺络法、挑刺法4种。A、B、D均符合题意。故本题选ABD。

159. 解析：《灵枢·本输》指出"阴井木，阳井金"的阴阳五行配合关系，即阴经的井穴属木，阳经井穴属金，故属火的应为阳经经穴和阴经荥穴。选项中足临泣为足少阳胆经输穴，属木；间使属手厥阴心包经经穴，属金；内庭为足阳明胃经荥穴，属水；然谷为足少阴肾经的荥穴，属火。故本题选ACD。

162. 解析：神堂在第5胸椎棘突下，旁开3寸。督俞在第6胸椎棘突下，旁开1.5寸。玉枕位于后发际正中直上2.5寸，旁开1.3寸处。风门位于第2胸椎棘突下，后正中线旁开1.5寸。故本题选BD。

164. 解析：治疗蛇串疮可采用毫针泻法，强刺激。皮损局部阿是穴用围针法。三棱针点刺后加拔罐。皮肤针法取局部阿是穴，中、重度叩刺，使出血。并可加用艾条熏灸或加拔罐治疗。故本题选ABCD。

165. 解析："虚则补之"是指虚证采用补法治疗；"实则泻之"是指实证采用泻法治疗；"菀陈则除之"属于"实则泻之"的范畴，是实证用泻法的一种。"热则疾之"是指热性病证的治疗中实施浅刺疾出或点刺放血。故本题选BCD。

冲刺试卷（六）参考答案

1. D	2. A	3. B	4. A	5. C
6. B	7. C	8. D	9. A	10. C
11. C	12. D	13. D	14. B	15. C
16. D	17. D	18. B	19. C	20. B
21. D	22. B	23. D	24. B	25. D
26. C	27. D	28. A	29. C	30. C
31. D	32. C	33. D	34. A	35. C
36. D	37. B	38. B	39. D	40. A
41. C	42. D	43. C	44. A	45. B
46. C	47. C	48. A	49. A	50. C
51. B	52. D	53. A	54. A	55. A
56. A	57. D	58. D	59. A	60. B
61. B	62. D	63. D	64. B	65. B
66. A	67. B	68. A	69. B	70. D
71. B	72. C	73. A	74. C	75. D
76. A	77. C	78. C	79. C	80. D
81. C	82. D	83. C	84. D	85. B
86. D	87. A	88. C	89. A	90. D
91. B	92. D	93. C	94. A	95. D
96. D	97. D	98. A	99. C	100. D
101. B	102. D	103. B	104. A	105. C
106. ABCD	107. BC	108. AC	109. ABD	110. ABCD
111. ACD	112. ABC	113. ACD	114. BCD	115. ABC
116. ABCD	117. AC	118. BCD	119. AB	120. ABC
121. AB	122. ABD	123. ABC	124. ABC	125. AD
126. BD	127. ABD	128. BD	129. ABCD	130. ABC
131. ACD	132. ABC	133. BC	134. AB	135. BC
136. CD	137. BC	138. ABC	139. BCD	140. AC
141. ABCD	142. AD	143. AC	144. BCD	145. ACD
146. AC	147. CD	148. ABCD	149. ABC	150. ABC
151. ACD	152. ABCD	153. ABCD	154. ABC	155. AD
156. CD	157. AD	158. ABC	159. ABCD	160. BC
161. BC	162. ABCD	163. AD	164. ABC	165. BCD

冲刺试卷（六）解析

1. 解析：阴阳互损是指阴阳一方虚损导致另一方也不足的病理状态。其中阴损及阳是指阴虚损导致阳也不足的病理变化。故本题选 D。

2. 解析：孙络是最细小的络脉，遍布全身，难以计数。故本题选 A。

4. 解析：痰饮的致病特点为：易阻碍气血运行；影响水液代谢；易扰心神；致病广泛，变化多端；病势缠绵，病程较长。瘀血的致病特点为：易于阻滞气机；影响血脉运行；影响新血生成；易生顽疾险症；病位相对固定。故本题选 A。

5. 解析："邪之所凑，其气必虚"是指邪气入侵身体，人体正气必虚，此为气的防御作用减退的表现。故本题选 C。

6. 解析：循行经过腹部的经脉，自正中线向外依次顺序是：任脉、肾经、胃经、脾经、肝经。故本题选 B。

7. 解析：在疾病的发展变化过程中，正气和邪气之间不断地进行斗争必然会导致双方力量的盛衰变化，形成了疾病的虚实病机变化。一般来说，正气增长而旺盛，则邪气必然消退而衰减；邪气增长而亢盛，则正气必然虚损而衰弱。故本题选 C。

9. 解析：二便不通为比较严重的情况，故应采用"急则治标"的方法，缓解危机再图其本。故本题选 A。

10. 解析：精亏神衰失神表现为精神萎靡，意识模糊；目暗睛迷，瞳神呆滞，或目翻上视；面色晦暗无华，表情淡漠；肌肉瘦削，大肉已脱，动作失灵；循衣摸床，撮空理线；呼吸异常，气息微弱。邪盛扰神而失神：神昏谵语或昏聩不语，舌謇肢厥；或卒倒神昏，两手握固，牙关紧急，二便闭塞。C 见于神乱。故本题选 C。

12. 解析：弦脉多见于肝胆病、疼痛、痰饮，或胃气衰败等。故本题选 D。

13. 解析：痛如针刺、舌紫暗是瘀阻心脉的表现；脉沉滑、闷痛是痰阻心脉的表现；胀痛是气机郁滞的表现，故本题选 D。

14. 解析：合病，指两经或两个部位以上同时受邪所出现的病证。并病是一证未了又见另外一经的病证，体现于病位间的传变。故本题选 B。

15. 解析：心肾阳虚证是指心与肾的阳气虚衰，温煦失职，以心悸、腰膝酸冷、浮肿及阳虚症状等为主要表现的证。其浮肿明显者，可称为水气凌心证。证候表现为心悸怔忡，腰膝酸冷，肢体浮肿，小便不利，形寒肢冷，神疲乏力，精神萎靡或嗜睡，唇甲青紫，舌胖，淡暗或青紫，苔白滑，脉弱。故本题选 C。

17. 解析：下焦病证的证候表现为身热，手足心热甚于手足背，颧红，口舌干燥，神倦，耳聋，舌红少苔，脉虚大；或见手足蠕动，或瘛疭，心中憺憺大动，神倦，舌绛苔少，脉虚，甚或时时欲脱。故本题选 D。

18. 解析：耳鸣产生的病机有虚实之分。实者常因肝火炽盛，上扰清窍；虚者常由肝肾阴虚，肝阳上扰，或肾精亏虚，耳失所养导致。寒滞肝脉是指寒邪侵袭，凝滞肝经所表现的证候，以肝经部位冷痛与实寒见症为辨证要点，一般不出现耳鸣的表现。故本题选 B。

19. 解析： 涩味药与酸味药的作用相似，具有收敛、固涩的作用。多用治自汗盗汗、久泻久痢、遗尿尿频、遗精滑精、崩带不止等滑脱不禁的病证。如莲子固精止带，赤石脂、禹余粮涩肠止泻，海螵蛸收敛止血等。故本题选 C。

21. 解析： 五加皮的功效是祛风除湿，补益肝肾，强筋壮骨，利水消肿。桑寄生的功效是祛风湿，补肝肾，强筋骨，安胎元。故本题选 D。

22. 解析： 贯众的功效是清热解毒，凉血止血，杀虫。杀虫及清热解毒宜生用；止血宜炒炭用。青黛的功效是清热解毒，凉血消斑，泻火定惊。宜入丸散用，外用适量。漏芦的功效为清热解毒，消痈散结，通经下乳，舒筋通脉。外用，研末调敷，或煎水洗。土茯苓的功效为解毒，除湿，通利关节。外用适量。故本题选 B。

23. 解析： 薤白药性：辛、苦、温。归心、肺、胃、大肠经。功效：通阳散结，行气导滞。其辛散温通，善于散阴寒之凝滞，通胸阳之闭结，为治胸痹之要药。胸闷作痛，甚则胸痛彻背，短气，舌苔白腻，脉弦紧为胸痹之征。故本题选 D。

24. 解析： 冬葵子甘寒滑利，有利尿通淋之功；滑润利窍，有通乳汁之功；质润滑利，可润肠而通便，故本题选 B。

25. 解析： 柏子仁的功效为养心安神，润肠通便，止汗。酸枣仁的功效为养心补肝，宁心安神，敛汗，生津。合欢皮的功效为解郁安神，活血消肿。远志的功效为安神益智，交通心肾，祛痰开窍，消散痈肿。故本题选 D。

27. 解析： 夏枯草辛以散结，苦以泄热，有良好的清肝火、散郁结作用，可用于治疗痰火郁结之瘰疬瘿瘤。故本题选 D。

28. 解析： 小柴胡汤为治疗少阳病证之基础方，又是和解少阳法之代表方，以往来寒热，胸胁苦满，默默不欲饮食，心烦喜呕，口苦，咽干，目眩，苔白，脉弦为辨证要点。故本题选 A。

29. 解析： 风寒湿邪侵犯肌表，郁遏卫阳，闭塞腠理，阻滞经络，气血运行不畅，故恶寒发热，无汗，头痛项强，肢体酸楚疼痛；里有蕴热，故口苦微渴。治当发汗祛湿，兼清里热。方用九味羌活汤。故本题选 C。

31. 解析： 清暑益气汤的功用为清暑益气，养阴生津。主治暑热气津两伤证。故本题选 D。

32. 解析： 泰山磐石散益气健脾，养血安胎，主治堕胎，滑胎。症见胎动不安，或屡有堕胎宿疾，面色淡白，倦怠乏力，不思饮食，舌淡苔薄白，脉滑无力。故本题选 C。

33. 解析： 羚角钩藤汤的功效是凉肝息风，增液舒筋。主治肝热生风证。故本题选 D。

34. 解析：《疫疹一得》中，清瘟败毒饮原方根据疫毒轻重，斟酌药物用量："六脉沉细而数，即用大剂；沉而数者，用中剂；浮大而数者，用小剂。"故本题选 A。

35. 解析： 温脾汤的功用是温补脾阳，攻下冷积。健脾汤的功用是健脾和胃、消食止泻。实脾散的功用是温阳健脾，行气利水。归脾汤的功用是益气补血，健脾养心。故本题选 C。

38. 解析： 根据题意，本题患者证属痰饮之饮留胃肠证。治宜攻下逐饮，代表方为甘遂半夏汤或己椒苈黄丸。故本题选 B。

39. 解析： 根据症状，患者干呕时作，饥不欲食，口干咽燥，舌红少津，脉细数，诊断为呕吐之胃阴不足证。治宜滋养胃阴，降逆止呕。方用麦门冬汤。故本题选D。

40. 解析： 咳嗽肺阴亏耗证证候表现为干咳，咳声短促，痰少黏白，或痰中带血丝，或声音逐渐嘶哑，口干咽燥，或午后潮热，颧红，盗汗，口干，日渐消瘦，舌红少苔，脉细弱。故本题选A。

42. 解析： 根据患者症状，可辨证为腹痛中虚脏寒证，治法宜温中补虚，缓急止痛。代表方为小建中汤加减。故本题选D。

43. 解析： 根据症状，患者心悸时作，受惊易发，胸闷烦躁，失眠多梦，尿赤便干，舌红苔黄腻，脉弦滑，诊断为心悸之痰火扰心证。治宜清热化痰，宁心安神。方用黄连温胆汤。故本题选C。

44. 解析： 瘀血阻络所致胁痛治宜活血祛瘀，通络止痛，代表方为血府逐瘀汤或复元活血汤加减。故本题选A。

45. 解析： 根据题干，可辨证为黄疸后期湿热留恋证症见脘痞腹胀，胁肋隐痛，饮食减少，口中干苦，小便黄赤，苔腻，脉濡数。故本题选B。

46. 解析： 根据题干，可辨证为不寐心胆气虚证，治法宜益气镇惊，安神定志。代表方为安神定志丸合酸枣仁汤加减。故本题选C。

48. 解析： 项背强急，手足挛急，甚则角弓反张，当属痉病。壮热汗出，腹胀便秘，舌红，苔黄燥，脉弦数，辨证是阳明热盛证。故本题选A。

49. 解析： 患者心痛如绞，既往有"冠心病"病史，诊断为胸痹。阳虚，阴寒凝滞，气血闭阻，故心痛如绞；素体阳虚，失于温养，故手足不温，冷汗出；阳气不振，血运无力，故心悸气短；舌苔薄白，脉沉紧为阴寒内盛之象。辨证为寒凝心脉证。治法

为辛温散寒，宣通心阳。故本题选A。

50. 解析： 根据题干，此由脾气虚弱，气失舒展，不能运化水湿所致。治宜益气健脾，行气化湿，不宜分利伤气。可用参苓白术散加减。故本题选C。

51. 解析： 梦中遗精，头昏，心悸，精神不振，小便短黄而有热感，皆为阴虚火旺的症状；无梦而遗精，甚至清醒时精液自出者为肾气不固型遗精的症状。故本题选B。

52. 解析： 仰卧位适宜于取头、面、胸、腹部腧穴和上、下肢部分腧穴。侧卧位适宜取身体侧面少阳经腧穴和上、下肢部分腧穴。仰靠坐位适宜于取前头、颜面和颈前等部位的腧穴。俯伏坐位适宜于取后头和项、背部的腧穴。故本题选D。

54. 解析： 睛明针刺操作为嘱患者闭目，医者押手轻推眼球向外侧固定，刺手缓慢进针，紧靠眶缘直刺0.5～1寸。遇到阻力时不宜强行进针，应改变进针方向或退针，不捻转，不提插（或只轻微地捻转和提插），出针后按压针孔片刻，以防出血。针具宜细，消毒宜严，禁灸。故本题选A。

56. 解析： 患者肺胀，根据患者突然昏迷，躁动不安，撮空理线，面唇青紫，呼吸急促等表现可辨证为痰蒙神窍证，此证是由于痰蒙神窍，引动肝风所致。肺肾气虚和阳虚水泛证均没有意识昏蒙的表现。故本题选A。

57. 解析： 该患者辨病辨证为肺胀之痰蒙神窍证。治宜：涤痰，开窍，息风。故本题选D。

58. 解析： 该患者辨病辨证为肺胀之痰蒙神窍证。治宜：涤痰，开窍，息风。代表方：涤痰汤加减。另可服中成药至宝丹

或安宫牛黄丸以清心开窍。故本题选 D。

59. 解析：根据题干，患者可辨证为痰饮脾阳虚弱证，故本题选 A。

60. 解析：痰饮脾阳虚弱证治法宜温脾化饮，故本题选 B。

61. 解析：痰饮脾阳虚弱证代表方为苓桂术甘汤合小半夏加茯苓汤加减，故本题选 B。

62. 解析：胸痹气阴两虚证的临床表现常见心胸隐痛，时作时休，心悸气短，动则益甚，伴倦怠乏力，声息低微，面色㿠白，易汗出；舌质淡红，舌体胖且边有齿痕，苔薄白，脉虚细缓或结代。患者左胸隐隐作痛，可判断为胸痹。常于快步行走时出现，休息后自行缓解，心悸时作，倦怠乏力，口干，舌质淡红少苔，脉细，可判断为气阴两虚。故本题选 D。

63. 解析：根据患者症状，可辨证为胸痹气阴两虚证，治法为益气养阴，活血通脉。故本题选 D。

64. 解析：根据患者症状，可辨证为胸痹气阴两虚证，代表方剂为生脉饮合人参养荣汤。故本题选 B。

68. 解析：根据患者症状，诊断为呕吐，针灸治疗选穴应以手厥阴、足阳明经穴及相应脏腑俞募穴、胃之下合穴为主。故本题选 A。

69. 解析：根据患者症状，诊断为呕吐，针灸治疗主穴为中脘、胃俞、足三里、内关。故本题选 B。

70. 解析：根据患者症状，诊断为呕吐，有吞酸，针灸治疗配穴为建里、公孙。故本题选 D。

71. 解析：根据患者症状，眼睛红肿热痛，畏光羞明，流泪，可诊断为目赤肿痛。

治法为疏风清热，消肿止痛。以局部穴及手阳明、足厥阴经穴为主。故本题选 B。

72. 解析：根据患者症状，眼睛红肿热痛，畏光羞明，流泪，口苦咽干，烦躁易怒，舌红苔黄，脉弦数，辨证为目赤肿痛肝胆火盛证。故治疗时除主穴外，还应选取侠溪、行间。故本题选 C。

73. 解析：根据患者症状，可辨证为目赤肿痛肝胆火盛证。侠溪、行间可清泻肝胆之火。故本题选 A。

75. 解析：患者对医务人员和医疗机构抱着极大的信任，将自己的生命和健康交托给医务人员和医疗机构，促使医务人员努力维护患者的健康，完成患者的信托。此以医患之间的真诚信任为基础。故本题选 D。

80. 解析：本题中，王某为非法行医，违反《卫生法》，并对患者生命造成损害，违反《刑法》，直接引用《刑法》中有关条款的规定，依法追究其刑事责任。故本题选 D。

81. 解析：人体试验中科学对照原则的重要性包括：正确判定试验结果的客观性、减少对受试者肉体的冲击、符合医学科学研究的需要、减少对受试者心理和人格的冲击。而为了消除偏见符合试验者心理要求不属于重要性的范畴。故选 C。

82～83. 解析：肾精贵藏，故称肾为"封藏之本"，故 82 题选 D。肝血充足，筋力强健，运动灵活，则能耐受疲劳，故又称肝为"罢极之本"，故 83 题选 C。

84～85. 解析：气闭即气闭阻于内，不能外出，以致清窍闭塞，出现昏厥的一种病理变化。外感热病出现"热厥"的病机是气闭。气逆指气升之太过，或降之不及，以脏腑之气逆上为特征的一种病理变化。

《素问·生气通天论》说："大怒则形气绝，而血菀于上，使人薄厥。"因此大怒所致薄厥的病机是气逆。故84题选D，85题选B。

86～87.解析：痿软舌主气血俱虚，阴亏已极，故86题选D；吐弄舌主心脾有热，故87题选A。

88～89.解析：呕吐物清稀无酸臭，多属寒呕，因脾胃阳虚，腐熟无力，或寒邪犯胃，损伤胃阳，水饮内停，致胃失和降所致。呕吐物秽浊有酸臭味，多属热呕，多因热邪犯胃，胃失和降，邪热蒸腐胃中饮食，则吐物酸臭。故88题选C，89题选A。

90～91.解析：百部润肺下气止咳，杀虫灭虱，故90题选D。礞石坠痰下气，平肝镇惊，故91题选B。

92～93.解析：三棱性平，味辛、苦，归肝、脾经，功效为破血行气，消积止痛。莪术性温，味辛、苦，归肝、脾经，功效为破血行气，消积止痛。蒲黄性平味甘，归肝、心包经，功效为止血，化瘀，利尿通淋，活血止痛。五灵脂性温，味苦、咸、甘，归肝经，功效为活血止痛，化瘀止血。故92题选D，93题选C。

94～95.解析：半夏泻心汤的组成包括半夏、黄芩、干姜、人参、黄连、大枣、炙甘草。故94题选A。枳实消痞丸的组成包括干生姜、甘草、麦芽、白茯苓、白术、半夏曲、人参、厚朴、枳实、黄连。故95题选D。

96～97.解析：天王补心丹中玄参滋阴降火，茯苓、远志养心安神，人参补气以养血，并能安神益智，五味子之酸敛心气，安心神，丹参清心活血。故96题选D。酸枣仁汤中茯苓宁心安神，知母滋阴润燥，清热除烦，共为臣药。故97题选D。

98～99.解析：清络饮主治暑温经发汗后，暑证悉减，但头微胀，目不了了，余邪未解者；或暑伤肺经气分之轻证。是祛暑清热的代表方剂。故98题选A。新加香薷散主治暑温夹湿，复感外寒证。是祛暑解表的代表方剂。六一散主治暑湿证，是祛暑利湿代表方剂。故99题选C。清暑益气汤主治暑热气津两伤证。

100～101.解析：噎膈瘀血内结证的治法为破结行瘀，滋阴养血，方用通幽汤加减。故100题选D。噎膈痰气交阻证的治法为开郁化痰，润燥降气，方用启膈散加减。故101题选B。

106.解析：病机的内涵中包括了病变的部位、原因、性质和邪正盛衰变化。故本题选ABCD。

107.解析：肝主疏泄，调畅气机，协调脾胃升降，并疏利胆汁，泄于肠道，促进饮食物的消化和水谷精微的吸收与转输。脾气健旺，气血生化有源，肝体得以濡养，亦有利于肝气疏泄功能的发挥。肝藏血，调节血量，脾能生血，并统摄血液。肝脾相互协作，共同维持血液的正常运行。故本题选BC。

108.解析："水曰润下"指水具有滋润、下行的特性，引申为凡具有滋润、下行、寒凉等性质或作用的事物和现象，归属于水。"藏精"是指具有贮藏人体精气的作用，肾藏精的功能与肾主封藏的生理特性相关，又具备润养的作用，因此A选项与水之特性相符。选项C指肾具有主持和调节水液的生理功能。故本题选AC。

109.解析：心的主要生理功能是主血脉，主藏神。由于心主宰人体整个生命活动，故称心为"君主之官""生之本""五脏六腑之大主"。故本题选ABD。

111.解析："气为血之帅"，包含气能生血、气能行血、气能摄血三个方面。故本题选 ACD。

113. 解析： 痰饮的形成，多为外感六淫，或七情内伤，或饮食不节等，导致脏腑功能失调，气化不利，水液代谢障碍，水液停聚而形成。由于肺、脾、肾、肝及三焦等对水液代谢起着重要作用，故痰饮的形成，多与肺、脾、肾、肝及三焦的功能失常密切相关。故本题选 ACD。

115. 解析： 根据不同的地域环境特点来制订适宜的治疗原则，称为"因地制宜"。不同的地域，地势有高下，气候有寒热湿燥、水土性质各异。D 项属于因人制宜。故本题选 ABC。

117. 解析： 滑数脉多见于痰热、湿热或食积内热。故本题选 AC。

118. 解析： 肺肾阴虚证的临床表现为咳嗽痰少，或痰中带血，或声音嘶哑，腰膝酸软，形体消瘦，口燥咽干，骨蒸潮热，盗汗，颧红，男子遗精，女子经少，舌红，少苔，脉细数。故本题选 BCD。

119. 解析： 点刺舌主脏腑热极，或血分热盛，故本题选 AB。

121. 解析： 脾虚气陷证多由脾气虚进一步发展而成，或久泻久痢，劳倦过度，孕育过多，产后失养等所致。饮食失调可导致脾气虚或脾阳虚证。外邪侵袭多为实证。故本题选 AB。

122. 解析： 肾主水，肾阳虚不能发挥肾阳的蒸腾气化作用，导致膀胱失司，小便不利；寒湿困脾，导致脾虚不能运化水液；脾主四肢肌肉，脾阳虚，不能运化津液与水液，卫气不能发挥其司开合的作用，水液溢于肌肤，发为浮肿，脾阳虚日久导致肾阳虚，小便不利。故本题选 ABD。

123. 解析： 舌肿胀的成因主要有心脾

热盛，热毒上壅；或素嗜饮酒，又病温热，邪热夹酒毒上壅；或因中毒导致血液瘀滞。故此题选 ABC。

124. 解析： 表证的证候表现有新起恶风寒，或恶寒发热，头身疼痛，喷嚏，鼻塞，流涕，咽喉痒痛，微有咳嗽、气喘，舌淡红，苔薄，脉浮。故本题选 ABC。

125. 解析： 内湿的产生，多由过食肥甘，嗜烟好酒，恣食生冷，内伤脾胃，致使脾失健运不能为胃行其津液，或喜静好动，素体肥胖，情志抑郁，致气机不利，津液输布障碍，聚而成湿所致。故本题选 AD。

126. 解析： 知母味苦性寒质润，苦寒能清热泻火除烦，甘寒能生津润燥止渴，善治温热病邪在气分之壮热、烦渴、汗出、脉洪大者，常与石膏相须为用。故本题选 BD。

127. 解析： 丁香功效温中降逆，散寒止痛，温肾助阳，为治胃寒呕吐呃逆之要药。沉香功效行气止痛，温中止呕，纳气平喘，可治胃寒呕吐呃逆。柿蒂降气止呃，专入胃经，善降胃气而为止呃逆之要药。檀香行气止痛，散寒调中，可用治脘腹疼痛，呕吐食少，不能治疗呃逆。故本题选 ABD。

128. 解析： 山药补脾养胃，生津益肺，补肾涩精；补骨脂温肾助阳，纳气平喘，温脾止泻，外用消风除斑；扁豆健脾化湿，和中消暑；益智仁暖肾固精缩尿，温脾止泻摄唾。故本题选 BD。

129. 解析： 大黄的功效为泻下攻积，清热泻火，凉血解毒，逐瘀通经，利湿退黄。酒大黄善清上焦血分热毒，用于目赤咽肿，齿龈肿痛；熟大黄泻下力缓，泻火解毒，用于火毒疮疡。大黄炭凉血化瘀止血，用于血热有瘀出血证。故本题选 ABCD。

131. 解析：涌吐药作用强烈，且多具毒性，易伤胃损正，故仅适用于形证俱实者。年老体弱、小儿、妇女胎前产后，以及素患失血、头晕、心悸、劳嗽喘咳者忌用。故本题选 ACD。

132. 解析：罂粟壳敛肺，涩肠，止痛。乌梅敛肺，涩肠，生津，安蛔。诃子涩肠止泻，敛肺止咳，降火利咽。莲子补脾止泻，止带，益肾涩精，养心安神。故本题选 ABC。

133. 解析：藿香的功效是化湿，止呕，解暑；佩兰的功效是化湿，解暑；苍术的功效是燥湿健脾，祛风散寒；砂仁的功效是化湿行气，温中止泻，安胎。故本题选 BC。

134. 解析：鸡血藤功效：活血补血，调经止痛，舒筋活络。主治：①月经不调，痛经，闭经；②风湿痹痛，肢体麻木，血虚萎黄。当归功效：补血活血，调经止痛，润肠通便。主治：①血虚萎黄，眩晕心悸；②血虚、血瘀之月经不调，经闭痛经；③虚寒腹痛，风湿痹痛，跌仆损伤；④血虚肠燥便秘。故本题选 AB。

135. 解析：峻下逐水药晨起空腹时服。安神药用于安眠时宜睡前服一次。缓泻通便药宜睡前服，以便于翌日清晨排便。消食药宜饭后服。故本题选 BC。

137. 解析：右归丸方中附子、肉桂、鹿角胶共为君药；一贯煎、炙甘草汤中均重用生地黄为君药；六味地黄丸重用熟地黄为君，填精益髓，滋补阴精。故本题选 BC。

139. 解析：温脾汤中附子辛温大热，温脾阳以散寒凝；大黄苦寒沉降，荡涤泻下而除积滞，二药相配，温下以攻逐寒积，共为君药。大承气汤中大黄苦寒泄热，攻积通便，荡涤肠胃邪热积滞，用为君药。

麻子仁丸中大黄泻热通便以通腑。黄龙汤中大黄泻热通便，荡涤积滞，为君药。故本题选 BCD。

140. 解析：桂枝汤中，桂枝助卫阳，通经络，解肌发表而祛在表之风寒，为君药。芍药益阴敛营，敛固外泄之营阴，为臣药。桂枝与芍药等量配伍，既营卫同治，邪正兼顾，相辅相成；又散中有收，汗中寓补，相反相成。故本题选 AC。

141. 解析：肥儿丸为治疗小儿虫疳之常用方，功效是杀虫消积，健脾清热。故本题选 ABCD。

143. 解析：旋覆代赭汤的药物组成为旋覆花、代赭石、人参、半夏、生姜、大枣。半夏泻心汤的药物组成为半夏、黄芩、干姜、人参、黄连、大枣、甘草。小柴胡汤的药物组成为柴胡、半夏、人参、甘草、黄芩、生姜、大枣。回阳救急汤的药物组成为熟附子、干姜、人参、甘草、白术、肉桂、陈皮、五味子、茯苓、半夏。故本题选 AC。

144. 解析：若咳者，加五味子、细辛、干姜；若小便利者，去茯苓；若下利者，去芍药，加干姜；若呕者，去附子，加重生姜。B、C、D 均符合题意。故本题选 BCD。

145. 解析：天王补心丹的组成为酸枣仁、柏子仁、当归身、天门冬、麦门冬、生地黄、人参、丹参、玄参、白茯苓、五味子、远志、桔梗，故本题选 ACD。

146. 解析：哮病和喘证都有呼吸急促、困难的表现。哮必兼喘，但喘未必兼哮。哮指声响言，喉中哮鸣有声，是一种反复发作的独立性疾病；喘指声息言，为呼吸气促困难，是多种肺系急慢性疾病的一个症状。《临证指南医案·哮》认为喘证之因，若由外邪壅遏而致者，"邪散则喘亦止，后不复发……若因根本有亏，肾虚气逆，浊阴上冲而喘者，此不过一二日之间，势必危笃……若夫哮证……邪伏于里，留于肺俞，故频发频止，淹缠岁月"。故本题选 AC。

147. 解析： 痰浊壅肺型肺胀治法宜化痰降气，健脾益肺，代表方为苏子降气汤合三子养亲汤，故本题选 CD。

149. 解析： 泄泻病位在肠，主病之脏属脾，同时与肝、肾密切相关。故本题选 ABC。

150. 解析： 痿证是指肢体筋脉弛缓，软弱无力，不能随意运动，或伴有肌肉萎缩的一种病证。D 为痹证的表现。故本题选 ABC。

151. 解析： 心营热盛致痉，代表方为清营汤加减。若伴有神昏谵语，躁动不安，四肢挛急抽搐，角弓反张，酌情选用安宫牛黄丸、至宝丹或紫雪丹。故本题选 ACD。

153. 解析： 对于郁证实证，首当理气开郁，并应根据是否兼有血瘀、化火、痰浊、湿滞、食积等而分别采用活血、降火、化痰、祛湿、消食等法。故本题选 ABCD。

154. 解析： 瘿病早期，以气、痰、瘀壅结颈前为主，一般属于实证。病久由实转虚，可出现心肝阴虚，或为虚实夹杂。瘿病常见的证候有气郁痰阻、痰结血瘀、肝火旺盛、心肝阴虚。故本题选 ABC。

155. 解析： 阳水发病急，初起面目微肿，继之则遍及全身，腰以上肿甚，皮肤光亮，阴囊肿亮，胸中烦闷，呼吸急促。或形寒无汗，苔白滑，脉浮紧；或咽喉肿痛，苔薄黄，脉浮数。故本题选 AD。

156. 解析： 肝气不舒，横逆犯胃，胃失和降，当用半夏厚朴汤合左金丸，疏肝和胃，降逆止呕，或用柴胡疏肝散合小半夏汤疏肝解郁，和胃降逆。C、D 均符合题意。故本题选 CD。

157. 解析： 一般而言，风寒感冒以恶寒重，发热轻，头痛身疼，鼻塞流清涕为特征；风热感冒以发热重，恶寒轻，头痛，口渴，鼻塞流涕黄稠，咽痛或红肿为特征。其中咽部肿痛与否，常为风寒与风热辨证主要依据。故本题选 AD。

159. 解析： 中脘是胃经募穴；中府是肺经募穴；膻中是心包经募穴；中极是膀胱经募穴。A、B、C、D 均符合题意。故本题选 ABCD。

161. 解析： 适宜毫针浅刺的部位为头面、胸背、四肢末端及皮薄肉少处的腧穴，如心俞、少商、印堂、风门等穴。故本题选 BC。

162. 解析： 经早主穴：关元、血海、三阴交、地机。配穴：实热证配曲池，太冲；虚热证配太溪；气虚证配足三里、气海、脾俞。月经过多配隐白。故本题选 ABCD。

163. 解析： 蛇串疮分型有肝胆火盛、脾胃湿热、瘀血阻络。故本题选 AD。

164. 解析： 治疗乳痈的主穴有膻中、乳根、期门、足三里、内关、肩井、少泽。故本题选 ABC。

165. 解析： 对症选穴是针对个别突出的症状而选取穴位。由于对症选穴是长期临床经验的总结，疗效较高，又称为"经验效穴"。如发热取大椎，痰多取丰隆，哮喘取定喘，虫证取百虫窝，落枕取外劳宫，腰痛取腰痛点，面瘫取支正，目赤取耳尖等。故本题选 BCD。